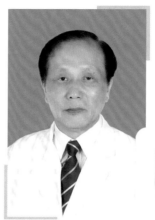

U0206484

　　顾植山（1946— ）　　国家中医药管理局龙砂医学流派代表性传承人，二、三、四批全国优秀中医临床人才研修项目授课专家，全国第六批老中医药专家学术经验继承工作指导老师，中华中医药学会五运六气研究专家协作组组长，世界中医药学会联合会五运六气专业委员会会长，安徽中医药大学教授，中国中医科学院博士后合作导师，北京中医药大学特聘教授，无锡市龙砂医学流派研究院院长，江阴致和堂中医药研究所所长。发表学术论文100多篇，代表著作《疫病钩沉——从运气学说论疫病的发生规律》等。他全面继承了龙砂医学流派"重视《黄帝内经》五运六气理论与临床运用，运用六经三阴三阳理论指导运用经方，擅用膏方'治未病'"的三大流派特色，特别在五运六气的研究方面，成就斐然，享誉国内外。

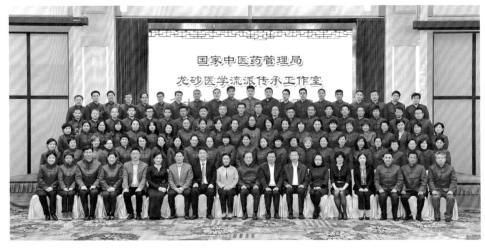

国家中医药管理局龙砂医学流派传承工作室第十批后备传承人拜师典礼（2017年11月13日）

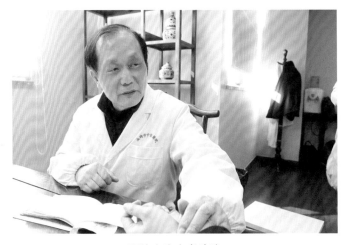

顾植山为患者诊脉

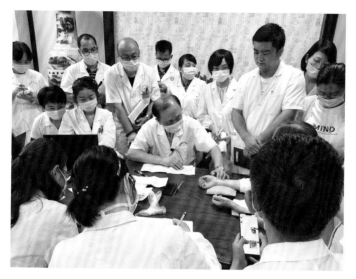

顾植山门诊带教

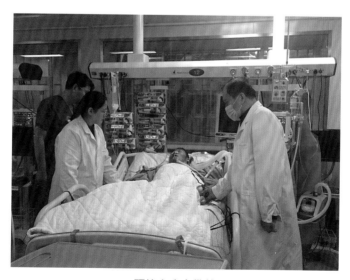

顾植山病房带教

尹洪东◎编著

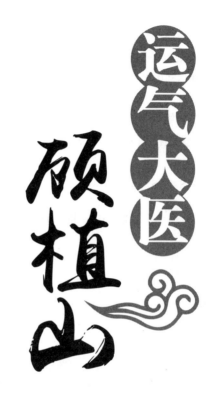

运气大医
顾植山

中国健康传媒集团
中国医药科技出版社

内 容 提 要

五运六气学说一直被认为是中医理论传承中最薄弱和最难懂的环节，甚至长期被称为绝学。顾植山既是五运六气学说的忠实传承者，也是多学科交叉研究五运六气并应用于疫病预测的开拓者，更是五运六气临床应用体系的创立者。本书力争用通俗易懂的语言将五运六气原理讲明白、把五运六气文化背景讲清楚。本书系统地阐述了顾植山对五运六气学说的深入探索和宝贵贡献，从顾植山身上，我们不仅看到了一代中医人奋发有为的风采，也看到了中医药振兴辉煌灿烂的未来。

图书在版编目（CIP）数据

运气大医顾植山 / 尹洪东编著. —北京：中国医药科技出版社，2021.1
(2024.9重印）

ISBN 978-7-5214-2245-0

Ⅰ. ①运… Ⅱ. ①尹… Ⅲ. ①运气（中医） Ⅳ. ①R226

中国版本图书馆 CIP 数据核字（2020）第 269236 号

美术编辑　陈君杞

版式设计　南博文化

出版　**中国健康传媒集团** | 中国医药科技出版社

地址　北京市海淀区文慧园北路甲 22 号

邮编　100082

电话　发行：010-62227427　邮购：010-62236938

网址　www.cmstp.com

规格　710×1000mm $^1/_{16}$

印张　11 $^1/_4$

字数　206 千字

版次　2021 年 1 月第 1 版

印次　2024 年 9 月第 4 次印刷

印刷　大厂回族自治县彩虹印刷有限公司

经销　全国各地新华书店

书号　ISBN 978-7-5214-2245-0

定价　42.00 元

获取新书信息、投稿、为图书纠错，请扫码联系我们。

今天的中国，正满怀豪情和自信地走在通往民族伟大复兴的征程上。

而中华民族的伟大复兴，离不开中医的振兴。

一代又一代的中医人，为了振兴中医而发奋图强，他们永无止境的探索和留下的宝贵财富，至今令我们这些后来者高山仰止。

中医的振兴，呼唤集大学者和大医家于一身的领军人物，而顾植山先生正是其中一位。

他学究天人，治学法度严谨，同时又闳中肆外。中医五运六气学说，素来被称为中医理论中的绝学。顾植山数十年致力于中医理论传承中这一最艰深、最薄弱部分的攻坚，做到了把五运六气原理阐明、把其产生的宏大文化背景讲清；更可贵的是，他的理论探索一刻也没有离开过临床一线，不仅开辟了五运六气用于临床的现实路径，而且创立了一套完备的五运六气临床应用体系。

明代张景岳说过："浑然太极之理，无乎不在，所以万物之气皆天地，合之而为一天地；天地之气即万物，散之而为万天地。故不知一，不足以知万；不知万，不足以言医。理气阴阳之学，实医道开卷第一义，学人首当究心焉。"一代名医、中医肾病学奠基人邹云翔先生一直推崇五运六气学说，并倡导从多学科范围研究，强调这种研究需要通才。

顾植山正是这种守正创新的通才。他在返本归原中继承传统中医理论和文化，廓清了许多长期以来覆盖或附着于中医身上的误解和曲解；他在更高的多维度科学层面，融合天文学、气象学、考古学、物候学、地理学、统计学等多学科知识成果，交叉验证五运六气学说的科学性并把它付诸临床医学实践中。他不排斥任何现代科学，包括西医学在内。

他既有勇于探索的品格，又有验证于实践、回报于大众的情怀和大爱。在全国抗击SARS（严重急性呼吸综合征）和新冠肺炎疫情的战斗中，顾植山及其团队挺身而出，做出了有目共睹的贡献。顾植山淡泊名利，不计个人得失，积极投身于医学流派的传承，如今所带弟子已逾千人。

我最早认识顾先生是因为采访，后来了解越多，相知愈深。对先生的学术人品、道德文章日益仰慕，时时生起"仰之弥高，钻之弥坚；瞻之在前，忽焉在后"之感。2017年11月，在美丽的太湖之滨，我有幸拜师成为顾先生的弟子。从一次次的跟师和交流中，我总是被先生的学术创见所吸引，被先生精湛的医道医术所折服，被先生为中医而忧的使命感所打动。

2019年2月中旬的几天里，合肥春雪未泮，继之微雨。先生住处门外的南天竹经冬不凋，青翠欲滴。我与先生竟夕长谈，浑然忘倦。我无所拘谨，放胆请教，直陈疑问；先生思接千载，视通万里，有问必答。

这本书，某种程度上是我的一份入门学习的作业。但从另一方面讲，更是对先生数十年学术临床生涯的一个粗线条的巡礼。

在写作本书的过程中，我一次次地记起自己与中医的情缘。我热爱中医，童年时便多识于草木鸟兽之名，为一种花草树木叫不出名字、不知道其科属，会惆怅半天。在我还不明白"满山芳草神仙药"的时候，就已能在乡村的田间阡陌或小河边，认识几十种中草药。走进中药店，我第一感兴趣的是那些神奇的一格格的药屉和玲珑无比的药秤——戥子。再后来，大学期间，我不仅看了《本草纲目》，还开始阅读《黄帝内经》《伤寒论》《金匮要略》。近二十年来，我结识了不少中医朋友，包括一些民间中医，其中，不乏经方派的大家和火神派的代表人物。跟他们，我学到相当多的中医知识，当然疑问也变得越来越多。我于是转向从中医典籍中寻找答案。北京永定路的那家医药书店，里面几乎所有的中医经典，我都曾涉猎过。

我曾经注意到，日本古方派医家的著作和汉方药在日本非常普及，日韩中医药产业规模之大，令人惊异。而在有的西方国家，一方面，有人在不遗余力地否定甚至诋毁中医中药，另一方面，研究和开发中医药的人和机构却在不断增多。因此，我虽曾一度对国内的中医药发展产生过失望情绪，但更多的则是感到忧患和危机。

自从遇到顾先生并拜师以后，我对我国的中医事业又重新充满了信心。只要中国有顾植山先生这样的中医学家，只要像顾植山先生这样的大家在中国多一些再多一些，只要能把像顾植山先生这样的大家们的学术思想和临床经验传承下去，并且从现在起有更多的人像顾先生一样身体力行，那么，振兴中医就大有希望。

十八大以来，党和国家振兴中医药事业的新政不断出台，力度之大，在历史上前所未有。无论是把中医药振兴提升到国家战略层面，还是为中医药立法；无论是中医药知识产权保护，还是中医药人才培养方面的政策，都昭示了国家振兴中医药的决心。可以预见，在中西医并重政策的指引下，一个涉及中医药管理、教育、医疗体系的全方位改革和创新体系，已经在推进之中。

本书在写作过程中，得到了顾植山先生的全程指导，并承蒙先生审阅全稿；陶国水、李宏、张丽、朱若文等多位同门，也给予了不少帮助，在此一并深致谢意。本书中一些资料参考引用了《中国中医药报》等媒体的报道，有的未一一注明出处，特此说明。

去年顾先生73岁大寿时，我曾写下一首小诗为先生祝寿：

植得绿树遍山川，且喜吾师犹童颜。春风龙砂最浩荡，举目薪火星满天。

"举目薪火星满天"，这也是我对中医传承事业最大的期盼和祝愿。

尹洪东

2020年9月

不知年之所加，气之盛衰，虚实之所起，不可以为工也。

——《灵枢·官针》

不通五运六气，检遍方书何济？

——张倬

五运六气是中医基本理论的基础和渊源。

——方药中

不讲五运六气学说，就是不了解祖国医学。

——邹云翔

目录

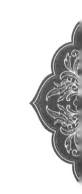

|第一章|
一项诺奖引发的自豪和叹息

　　1990年5月，96岁的钱穆先生口述完成了最终遗稿——《论中国文化最伟大之贡献》。全文记录了钱穆生平最后一次彻悟："'天人合一'观……实是整个中国传统文化思想之归宿处。""中国文化过去最伟大的贡献，在于对'天''人'关系的研究。""中国文化对世界人类未来求生存之贡献，主要亦即在此。"一代国学大师殷殷嘱托："惜余已年老体衰，思维迟钝，无力对此大体悟再作阐发，惟待后来者之继起努力。"

　　而早在1987年，在初春的北京，著名中医学家方药中先生则对安徽中医学院（现安徽中医药大学）教授顾植山谆谆嘱托："五运六气是中医基本理论的基础和渊源，一定要把五运六气研究坚持下去，这将是对中医学了不起的贡献。"

　　两个嘱托，归于一个指向——中华儿女有责任把《黄帝内经》的天人合一观及五运六气学说搞明白，以贡献于人类的文化和健康事业。

一、诺贝尔奖颁给"生物钟原理"发现者

2017年10月2日，瑞典皇家科学院诺贝尔奖评审委员会宣布，2017年诺贝尔生理学或医学奖颁发给3位美国科学家：杰弗里·霍尔、迈克尔·罗斯巴什和迈克尔·杨，以奖励他们在发现调节昼夜节律（circadian rhythm）行为的基因和阐明其作用原理上做出的重要贡献。

昼夜节律（生物日节律），是以一昼夜24小时为周期、在生命体中普遍存在的节律性生理生化和行为活动，是众多生物节律或生物钟的一种。生物钟是一个基本的和普遍的生物现象，生物钟原理的揭示对人们了解生命和生命活动具有重大的理论意义。3位科学家对生物钟基因的发现和对其功能和机制的阐述让人们对生物钟的元件和工作原理有了具体和相对完整的认识。

中国科学院上海药物研究所研究员俞强在一篇科普文章中介绍，18世纪的法国天文学家让－雅克·道托思·麦兰，是全世界第一个用科学的方法研究生物节奏的人。麦兰在研究地球运转时，注意到一个现象：含羞草在白天时叶子是张开的，但到了晚上就闭合了。于是，他把含羞草放到一个不透光的盒子里，然后观察叶子的变化。结果发现，含羞草的叶子在恒定的黑暗中仍然保持了以24小时为周期的昼夜变化。因为第一次记录了内源性的，而不是光或其他外因造成的昼夜节律性的振荡，麦兰无意中成了第一个发现生物日节律现象的人。

荣膺诺贝尔奖的3位科学家，对生物日节律的机制研究，是在大鼠、小鼠和果蝇这三种动物模型中展开的。未来的主要前景是在应用上发现生物钟和人类疾病的关系，发现潜在的治疗和生物钟行为相关疾病的药物靶点，以及开发调控生物钟和治疗相关疾病的药物。

二、一声叹息为五运六气

这项关于诺贝尔奖新闻的发布，在中国医学界似乎没有引起太大震动。然而，在中国中医界，在安徽合肥，顾植山，这位70多岁的老中医心里却无法平静。他不禁轻轻发出一声跨越浩瀚星空的喟然长叹。

这声叹息首先是因为自豪。因为，中医的五运六气学说对人类自身时间节律的研究和成果，早在几千年前的《黄帝内经》中就已经有了相关论述，而且《黄帝内经》中的时间节律不仅仅局限在日节律，而是贯穿了月节律、年节律，乃至

60年、360年，甚至12万9600年这样的超大周期节律，这是宇宙的节律、天人合一的节律。中华民族的先祖不借助任何动物模型，就掌握了宇宙时间节律与人类健康的关系。同时，这不仅仅是一种理念和想象力，而是几千年来生动鲜活地体现在中医的临床实践中，亘古至今。

这一声叹息更是为了全人类。因为当今人类仍在遭受疫病的重大威胁。

进入21世纪以来，一方面，全球人类的平均寿命达到高值；但另一方面，中风、心脏病、癌症和慢性阻塞性肺疾病等成为威胁人类健康的严重杀手。除此以外，各类传染病不断袭来：

2002年12月到2003年6月，持续半年多的SARS疫情，蔓延全球，中国内地累计报告死亡349例；

2009年，美国暴发甲型流感，持续数月，造成逾万人死亡；

2014年，埃博拉疫情袭击非洲，造成7000多人死亡；

2019年12月底以来，全球遭受近百年来最大的一次疫情——新冠肺炎。截至2020年11月初，全球新冠肺炎疫情累计确诊病例超过4700万人，死亡病例超过120万人。其中，美国累计确诊病例960多万人，死亡23万多人。

三、一声叹息为五运六气沦为绝学

近代以来，五运六气学说一步步沦为绝学，成了中医基础理论中受误解最深、传承最为薄弱的部分。

其实，五运六气的价值，自古至今，从来没有被有识之士遗忘。清初张倬在《伤寒兼证析义》一书中记载："谚云：不通五运六气，检遍方书何济？"谓其"谚云"，可知此语在我国古代流传已久，并成为公众认知；"何济"之论，则足证五运六气对于中医学至关重要。

在宋代，官方组织的医学考试，每卷都有"运气一道"，要求学生答出题中所言年份的"五运六气所在、所宜，处方为对"，这表明了运气学说在我国古代医学体系中的重要性和基础性。

"金元四大家"之一的张子和深谙五运六气，并将其所悟凝结在四句诗之中："病若不是当年气，看与何年运气同。便向某年求活法，方知都在至真中。"明代王肯堂在《医学穷源集》中称，运气之说是"审证之捷法，疗病之秘钥"。

顾植山永远铭记，1987年初春，他到北京拜访著名中医学家方药中先生。方老强调指出："运气学说是中医学基本理论的基础和渊源。"并语重心长地嘱托顾植山："一定要把五运六气研究坚持下去，这将是对中医学了不起的贡献。"

顾植山通过自己长达半个多世纪苦心孤诣的研究，得出这样的结论：五运六气是古人通过研究自然界周期性节律变化而总结出来的规律，是阴阳五行思想在最高层次的结晶。五运六气绝不是中医理论的分支，五运六气思想起源很早，是五脏六腑、三阴三阳六经、十二经络等中医基本概念形成的基础。五运六气强调动态、时态，是天人合一的关键，是对天地阴阳动态节律中盈虚损益关系的把握。

"五运六气是中医基本理论的基础和渊源"，这一论断是极为客观的。中医学的许多重要原则都是依据《黄帝内经》的"七篇运气大论"总结出来的。金代易水学派的创始人张元素讲到，他创立新说是因为"运气不齐，古今异轨"；先贤王肯堂、陆九芝，近贤章巨膺等都认为中医各家学说的产生与五运六气有直接关系。从运气学说入手，可澄清中医学术中的大量历史悬案。如果不讲五运六气，而把不同时期、不同运气条件下产生的各家学说放在同一空间中去评判长短优劣，例如用明清时期的温病学说与张仲景的《伤寒论》比较治疗疫病的优劣，用元代医家朱丹溪的《局方发挥》批评北宋医家等，这就好比"关公战秦琼"一样荒唐。

五运六气从近代以迄于今，其遭际实在令人伤感。国人抛弃五运六气久矣。已故中医学家邹云翔先生语重心长地说过："不讲五运六气学说，就是不了解祖国医学。"如果摈弃了五运六气，许多中医理论和原则就讲不清楚了。中医阴阳五行学说的许多概念和精辟名言都来自《黄帝内经》中专论运气的七篇大论和两个遗篇。有人提出，要将运气七篇的这些精辟名言与运气学说区别开来，顾植山对此并不认同。他说，运气七篇的论述在学术上是一个完整体系，不能凭个人好恶进行分割取舍。譬如孔子《论语》里面的每一句话不管后人认为正确与否，都是孔子儒学思想的组成部分。假如尊儒者把《论语》里个人认为不正确的或有时代局限的内容从孔子思想里剔除，批儒者又将《论语》里有积极意义的内容剥离出去，那我们就不能对孔子学说进行全面、客观、公正的评价。

有人认为，运气学说是到东汉时期才出现的，并提出质疑："东汉时才出现的五运六气学说怎么能影响成书于西汉以前的《黄帝内经》？"这种说法貌似有理，实则是误把我们能看到的七篇运气大论的年代特征等同于运气学说的产生时间。顾植山认为，五运六气思想早在《黄帝内经》成书以前就出现了，所以在《黄帝内经》的其他篇章中才会处处反映出五运六气的原理，只是《黄帝内经》其他篇章里的运气内容融汇在了医理的阐述之中，对运气理论未做专题介绍，一般人也未引起注意而已。七篇运气大论加两个遗篇，是运气学说的专论，并侧重于五运六气六十年周期的推演和疾病的预测（遗篇更侧重于异常运气和疫病预测）。从七篇运气大论的浩大篇幅和行文的精密程度来看，这应是运气学说发展到相当成熟之后才可能出现的，绝非运气学说的创始形态。所以，尽管七篇运气大论有最后完成于东汉的可能，但却不能说五运六气的思想也诞生于东汉。

一些近代学者没有认真研究五运六气的精神实质，却认为社会上一些只是简单利用五运六气常位的推算方法，即仅凭天干地支的机械推算就做出疾病预测的现象就是五运六气的代表，并加以评判，从而粗暴地否定了五运六气。

因为以上这些误解，五运六气渐渐成了中医研究的禁区和荒漠。五运六气这一境遇的形成，客观上也是由于近代中国积贫积弱，中华民族处于救亡图存的特殊历史时期，在西风东渐和西方列强的坚船利炮之下，国人失去了对传统文化的自信，从而走上了对既往传统的全面否定之路。20世纪二三十年代的中医存废之争，便是明证。而梁启超、鲁迅等人初期对中医的否定，更是因为名人效应导致了社会层面对中医的贬弃。

有些人把五运六气和占卜算命联系在一起，这是对五运六气学说极大的误解。要讲与占卜算命的联系，阴阳五行反而要更多一些，一般的占卜算命是不用五运六气的，只有在古代的部分占候术中会有所涉及。不管是五运六气还是阴阳五行，在《黄帝内经》中都绝不是用来算命的。不能因为搞占卜算命的人借用了阴阳五行或五运六气，就把中医的阴阳五行和五运六气与占卜算命混为一谈。顾植山指出，那些占卜算命迷信活动的一个重要特征就是只凭天干地支"数"的推算去预测结果，但《素问·五运行大论篇》明确指出："天地阴阳者，不以数推，以象之谓也。"说明《黄帝内经》的作者早就将阴阳五行和五运六气与占卜算命一类纯以数推预测的迷信活动划清了界线。运气学说中虽然有天干地支的推算之法，但推算的只是五运六气的常位，而运气有至而未至、有未至而至、有至而不及、有至而太过、有胜气复气、有升降失常等诸般变化。《素问·至真要大论篇》特别强调"时有常位，而气无必也"，后世有些医家单凭天干地支去预测或验证气候或疾病，本身就违背了运气学说的基本精神，不能代表运气学说的主流。

可喜的是，近年来五运六气的重要性为越来越多的人所认知，而之所以能形成这样一个全新局面，顾植山厥功至伟。2017年11月7日，世界中医药学会联合会在江苏召开大会，成立有史以来第一个五运六气专业委员会，顾植山教授作为我国当代五运六气学说研究领域的领军人物和临床造诣精深的代表人物，实至名归，当选为世界中医药学会联合会五运六气专业委员会会长。

顾植山介绍，五运六气学说是古人探讨自然变化的周期性规律及其对人体健康和疾病影响的一门学问，其中包含了天文、历法、气象、物候、医学等多学科的学术内涵。五运六气学说是天人合一思想在医学运用方面的最高体现，最具中国传统文化特色。五运六气学说是《黄帝内经》的核心思想，它和阴阳五行都起源于古人对天地自然运动变化规律的理解，而时间和空间是人类社会实践活动和领会世界的基本依据。中国古代的天文学和历法制度是中医阴阳五行和五运六气学说共同的文化源头和知识原型。在中医学中，阴阳五行和五运六气学说是一个完整的体系。相对来说，五运六气学说更偏重于自然变化周期性规律的演绎。有了五运六气学说，才能更好地理解中医阴阳五行学说中的天人相应思想；如果没有五运六气学说，就难以真正掌握中医阴阳五行学说的精神实质。然而近现代以来，运气学说却成为中医学中最有争议的部分，备受误解和排斥，因之也成为中医传承中最薄弱的部分，这也是不争的事实。

系统阐述五运六气基本思想的文字，最早见于《黄帝内经·素问》中的《天元纪大论篇》《五运行大论篇》《六微旨大论篇》《气交变大论篇》《五常政大论篇》《六元正纪大论篇》和《至真要大论篇》这7篇大论，以及《黄帝内经·素问》遗篇中的《刺法论篇》和《本病论篇》。此外，《阴阳离合论篇》《六节藏象论篇》等篇也有重要论述。

五运是不同时段的五类气息表达，后来衍生为对自然界五种运动变化状态和性质的概括。六气是阴阳离合产生的开枢阖六种状态，分别命名为太阳、厥阴、少阳、太阴、阳明、少阴。六气的产生源于阴阳，阴阳是以一年中气化运动的象态动变为依据的，三阴三阳开阖枢的时空方位就表达了六气的时空方位。要而言之，五运六气学说是我国古代研究天时气候变化以及气候变化对生物影响的一种学说。它以自然界的气候变化和生物体对这些变化所产生的相应反应为基础，从而把自然气候现象和生物的生命现象统一起来，这就是中国文化的"天人相应"思想。

五运六气理论对疫病的发生是否具有预测功能？这也是中医界长期以来争论较多的一个问题。近代，在西方科学思想的影响下，五运六气学说被摒斥于中医基本理论之外，使得新一代中医人大多不知五运六气为何物。2003年SARS疫情发生后，五运六气学说才重新引起了中医界的关注。暴发甲流的2009年，从某种意义上讲是五运六气学说的一个转折点，因为从这一年起，人们才开始对五运六气学说预测疫病的价值有了刻骨铭心的认识。

从古至今，五运六气学说在多数历史时期处于被反差巨大的对待之中。肯定者把它捧上云天，排斥者把它贬入深渊。甚至有学者断言：无论把五运六气学说作为科学还是玄学，都是错误的！并称五运六气学说只能被"束之高阁，独享寂寞"。这似乎成了五运六气与生俱来的宿命。

然而，果真如此吗？

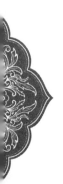

| 第二章 |

绝学发力：抗击新冠肺炎疫情和救治危重急症显实效

在很长一段时间里，人们对中医疗效的认知局限在其对慢性病的治疗上。面对最危急的大规模传染病——疫病，中医能有所作为吗？面对危重急症、绝症，中医有术可施吗？

顾植山历经十几年打造的五运六气团队，用自己的行动给出了答案。他们在抗击新冠肺炎疫情一线和救治危重急症方面，屡建奇功，充分展示了五运六气理论在临床应用中的效力和魅力。顾植山团队因此成为"特别自信的中医群体"。

一、"顾植山方案"送来"定心丸"

在笔者印象中，顾植山是一位全天候的中医和老师。有时弟子和患者深夜发去的咨询，都能得到及时的回复。有报社记者采访后请其审阅稿件，顾植山最晚时竟改稿到凌晨三四点。新冠肺炎疫情发生后，他忧心如焚，恨不能立时披挂上阵。2020年1月24日，顾植山在龙砂医学学术平台最早发布了自己对新冠肺炎疫情的分析和治疗方案。这篇题为《从五运六气理论看新冠肺炎疫情》的文章，成为顾植山团队抗疫的准则和依据，顾植山的弟子们说：看了老师的文章，心里有了底，好像吃了一颗定心丸。2020年3月1日，这篇文章的摘要刊发在《光明日报》上。

顾植山对新冠肺炎疫情的病因病机做出独到而全面的分析：

新冠病毒虽然是这次疫情的直接致病源，但根据《黄帝内经》天、人、邪"三虚致疫"理论，没有相应的运气条件，光有病毒是产生不了"大疫"的。历史上出现过的"大疫"，虽然没有现代医学的防控条件，但到一定时候就会自然消退。2003年5月以后，人类并没有把冠状病毒彻底消灭，但SARS疫情却戛然而止，这都是现实的例证。

顾植山在龙砂医学学术平台上发表的本次疫情与2017年"丁酉失守其位""三年变疠"的相关观点，立即得到王永炎院士等多位专家的转述和发挥。

顾植山在文章中对新冠肺炎疫情做了多因子综合分析：《素问·六元正纪大论篇》论述己亥年终之气"其病温疠"，凡学习五运六气者都会注意到。己亥岁终之气产生"温疠"的运气因子，主要是在泉之气的少阳相火，这比较符合年前流感的证候特点，但与当下的新冠肺炎疫情就不甚契合。清代著名温病学家薛雪说："凡大疫之年，多有难识之症，医者绝无把握，方药杂投，夭枉不少，要得其总诀，当就三年中司天在泉，推气候之相乖者在何处，再合本年之司天在泉求之，以此用药，虽不中，不远矣。"联系到3年前丁酉岁（2017年）的"地不奉天""柔干失刚"，才能看到"三年化疫"的"伏燥"和"木疠"；从己亥少阳在泉的左间是阳明燥金，接下来庚年的岁运是太商等运气因素，才会对本次疫情的"燥"邪动态有较清晰的认识；联系到己亥岁的土运和庚子岁初之气的客气太阳寒水，才能更好地去体验"寒湿"问题。

从"三年化疫"的角度，比较2017年的"柔不附刚"和2000年的"刚柔失守"，2017年的失守显然并没有2000年那么强烈，所以新冠肺炎的烈性程度比不上SARS。但为什么新冠肺炎的传染性又超过SARS了呢？顾植山认为，这是因为SARS的运气因子里没有"风"，而己亥年由于是厥阴风木司天，因此引动的是"木疠"。看到并懂得这一点，对此次新冠肺炎疫情的传染性强于SARS才不致感到奇怪。又因为风木克土，故新冠病毒的感染更多见消化道症状。

五运六气是不断变化的动态周期，要随时应变，与时俱进。但一些文章在运用五运六气理论时，往往停留在与某一时段常位运气的比照，缺少从多因子综合和动态变化的角度进行分析研究，这是远远不够的。

顾植山关注到抗疫过程中的一个现象：国家卫生健康委员会和国家中医药管理局派往武汉的首批专家考察回来提出的病机是"湿热"，而第二批专家回来讲的是"寒湿"。究竟哪一个对呢？其实从五运六气的动态变化看，这一点也不难理解：第一批专家去得稍早一些，刚交了大寒，去岁终之气的少阳相火余焰未烬，加上己岁土运湿气的滞留，所以见到的湿热病例就比较多。随着少阳相火的式微，庚子初之气太阳寒水之气的影响逐渐显露，因此第二批赶赴武汉的专家便突出地感觉到了寒湿之气。这前后看似矛盾的结论，恰恰从一定角度反映了五运六气的动态演变。

顾植山根据运气理论提出，"疫毒必借时气而入侵，得伏气而鸱张"，"伏气为本，时气为标"，故不管是湿热还是寒湿，"伏燥"和"木疠"之气是贯穿始终的病机之本，随时变化的火、湿、寒等是病机之标。

顾植山认为：综合各个运气因子，本次疫情的发生，燥、湿、火、寒、风都有，六淫杂陈，错综复杂。论曰：既称"木疠"，上要和木抗金，下要固土御木，斟酌于金、木、土之间，还需兼顾寒水和君火。六气杂陈，这就要考验中医师把握整体的能力了！

顾植山进而分析了新冠病毒感染的证候之机：

《黄帝内经》强调："谨守病机，无失气宜。"《黄帝内经》讲的病机十九条，条条都是五运六气。但病机十九条少讲了燥，所以辨病机之燥是后世中医的严重弱点，尤其是对伏燥，在现代中医的认识中几成盲区。新冠病毒感染者都有显著乏力的表现，这恰恰是伏燥的重要指征。

大凡伏气皆病发于里，故早期便可见正虚阴伤。何廉臣在《重订广温热论》中云："医必识得伏气，方不至见病治病，能握机于病象之先。"

关于伏邪，前人有伏邪发少阴之说，那是对伤寒而言。顾植山认为，若是伏燥则病伏太阴，太阴是肺和脾。SARS主要发于肺，而新冠肺炎则兼发肺和脾。

通常的辨证论治常把燥和湿对立看待，但在运气学说中二者关系密切。《素问·至真要大论篇》曰："阳明厥阴，不从标本，从乎中也。""从中者，以中气为化也。"《素问·六微旨大论篇》曰："阳明之上，燥气治之，中见太阴。"运气学说中有句名言叫"湿与燥兼"。新冠肺炎患者多见消化道症状，医者多责之于湿，而不知还有燥的缘故在其中。

吴鞠通讲："盖以燥为寒之始，与寒相似……又以阳明之上，燥气治之，中见太阴而阳明从中，以中气为化，故又易混入湿门也。"

新冠肺炎还有一个病机是"火"。春节前的少阳相火明显易识，用柴胡类方效果亦好；进入庚子岁后，少阳渐退，庚子的司天之气是少阴君火，在岁气交司之初与初之气的客气太阳寒水兼夹出现，不易觉察。有些患者反映"每到半夜就会冷得要命，冷到骨头里，没有这么冷过"。按照《伤寒论》六经欲解时理论，这是辨识少阴病的关键性依据！临床上凡见到半夜发病或症状明显加重者，用三因司天方中针对少阴君火司天的正阳汤，服之辄效。

在鞭辟入里的分析之后，顾植山指出：燥和湿是新冠肺炎最普遍的病机。《重订广温热论》谓"燥又夹湿之际，最难调治"，故如何处理好润燥与化湿的矛盾，是防治新冠肺炎疫情的关键所在。

顾植山引用晚清龙砂名医薛福辰的名言：凡病内无伏气，病必不重；重病皆新邪引发伏邪者也。因而强调新冠肺炎防治的一条重要原则：相较新冠肺炎的燥与湿，应以治燥为重，化湿时要强调不能伤津，不宜多用香燥之品。尤其是新冠肺炎的重症，都是内燥较甚者。

顾植山又引吴鞠通《温病条辨》之论："其天门冬虽能保肺，然味苦而气滞，恐反伤胃阻痰，故不用也；其知母能滋肾水、清肺金，亦以苦而不用……盖肺金自至于燥，所存阴气，不过一线耳。倘更以苦寒下其气，伤其胃，其人尚有生理乎？"主张对新冠肺炎的治疗要慎用苦寒："对伏燥病机，切忌以大剂苦寒退烧为炫耀。体温退而复燃，病势反迅速恶化的教训必须汲取！"

顾植山奉献的方药也独具一格。

一是推荐了吴师机的"辟瘟囊"，主要用于预防。选择此方的理由，不是希望它能杀死病毒，而是该方六味药分司六经。吴师机在方后注云："用羌活（太阳）、大黄（阳明）、柴胡（少阳）、苍术（太阴）、细辛（少阴）、吴萸（厥阴）……药备六经法也。"针对六气杂陈的复杂情况，此方药虽仅六味而六气全覆盖，药味少而药力专精。此方后来大为流行，据不完全统计，除龙砂医学流派传承工作室制作了1万个"辟瘟囊"、无锡市中医医院制作了2万个"辟瘟囊"以外，湖北省江夏方舱医院、汉川市人民医院，江苏省南京市、无锡市、苏州市、常州市，河北、陕西、山东、广东、北京、天津等全国20多个省市，制作并发放"辟瘟囊"10万个以上，后来还推广到欧美诸国。

二是推荐了内服的"庚子春养生防疫方"。该方仅有9味药：西洋参6g，麦冬10g，北五味3g，苍术10g（多汗者可改用白术），防风5g，甘草3g，黄芪10g，杏仁5g，升麻3g。

顾植山——列示拟方依据：本次疫情从五运六气分析，属《黄帝内经》讲的"丁酉失守其位"后三年而化的"木疠"，主要病机中"伏燥"易耗损心肺，故以养阴润燥的生脉散滋养心肺；"木疠"容易犯土，加上近期患者的证候表现亦多寒湿，故配化湿辟浊的神术散；三因司天方中针对庚子岁初之气的太阳寒水加临厥阴风木，要加升麻和杏仁，李东垣讲"升麻引胃气上腾而复其本位，便是行春升之令"；加黄芪则取玉屏风固表御邪之意。

此方用意既不在杀毒治病，也不是药证对应，而是遵循《黄帝内经》"必先岁气，无伐天和""谨守气宜，无失病机"的原则，着意在和气养生、扶正抗疫。

"庚子春养生防疫方"也得到广泛推广。在江苏省江阴市青阳镇的一个隔离观察点，从大年初三（2020年1月27日）开始让隔离人员服用"庚子春养生防疫方"，前后服用者53人，13天后，无1例出现症状。各地龙砂弟子遂将该方迅速投入到当地的防疫中。

无锡市惠山区卫生健康委员会从1月23日开始就在顾植山教授电话指导下，对全区一线医务人员开展了中药预防措施。后在发现了首例确诊者张某的当日，安排与其有过接触的17名医务工作者和4名其他密切接触者服用"庚子春养生防疫方"（由原来的预防用量调整为治疗用量）。至隔离14天结束时，所有17名医务工作者和4名密切接触者核酸检测均正常。惠山区卫生健康委员会还从2月6日开始给全区隔离点的密切接触者1700多人全部服用了"庚子春养生防疫方"，至隔离结束采样检查时，没有出现一例核酸阳性者。

湖北省汉川市人民医院在疫情发生后，医院的医护人员感染较多，截至1月26日已感染18例，其中重症3人，危重症1人。医院随即开始发放"辟瘟囊"和"庚子春养生防疫方"进行预防，先后分4次对全院2080名职工累计发放8189人次汤剂或颗粒剂，每人每日1剂，连服3天。至2月5日，虽然又陆续发现了15例感染者，但已无人转为重症；2月5日后则再无医护人员感染。平均住院日则从21.7天降为16.5天。

福建省南平市顺昌县总医院在抗疫期间免费发放"庚子春养生防疫方"1860剂，并微信告知顾植山："我县把顾老师的预防方推荐并提供给全县人民免费喝，导致中药供不应求，目前除了1例确诊患者，1例疑似患者，全县百姓都平安，县领导高度满意。"

顾植山敏锐地注意到，一些新冠病毒感染者早期并没有肺部病灶，甚至有的患者没有明显发热和肺部炎性病灶，许多患者以感冒症状住进医院，在治疗过程中症状越来越严重。若能在早期进行正确的中医治疗，应该有可能把多数患者阻断在发生"肺炎"之前。

《黄帝内经》对丁酉岁后三年所化之疫不称"金疫"而称"木疠"，确有深意。顾植山在方案中提出，"把新冠病毒感染一概称为肺炎值得商榷"，这体现了他一贯严谨的学术风格。

对新冠肺炎的治疗，根据临床的多见证象，顾植山推荐了两个常用基础方：一个是加减葳蕤汤（据朱肱《类证活人书》方加减）：玉竹20~30g，白薇6g（姜汁炒），麻黄6g，羌活6g，杏仁6~10g，川芎6~10g，甘草6g，生石膏15~50g（视发热情况而定）（先煎），葛根15g，升麻6g。

《类证活人书》谓："伏寒变为温病，宜葳蕤汤。"

2017年冬至2018年初，顾植山针对当时燥寒病机的流感，曾大力推荐此方，且临床疗效突出，每次使用半剂至一剂即可烧退病愈。试用于新冠感染者和疑似感染者，也多能一剂见效。

此方适用于内燥外寒者；如有兼湿者初服葳蕤汤不效，或服后有腹泻者，合神术汤（散）即效。

另一个是升阳益胃汤（李东垣《内外伤辨惑论》方）：黄芪20g，党参10g，白术5g，甘草5g，羌活5g，独活5g，防风5g，白芍5g，陈皮5g，柴胡3g，黄连

1g，大枣（擘）6g，生姜3片，清半夏10g，茯苓3g，泽泻3g。

此为李东垣治"肺之脾胃虚"方。己亥年，顾植山用此方治土运不足产生的消化道疾病，每获奇效。李东垣用此方治疗秋季有燥而见"怠惰嗜卧""体重节痛""饮食无味"等症者。新冠肺炎阳气虚损，消化道症状明显者适用此方。

顾植山还根据新冠肺炎疫情中，非危重症者较多见的证型推荐了以下几则方剂：①人参败毒散（气虚为主，燥热不太明显者适用）；②正阳汤（三因司天方中针对少阴君火司天的用方）；③牛膝木瓜汤（三因司天方中针对庚年燥运太过的用方）。这些方剂后来在新冠肺炎的防治中都发挥了较好作用。

顾植山给一线团队医生的指导，精细入微。例如，针对伏燥病机的治疗，顾植山引用了石寿棠《医原》中的一些论述以引起大家的注意：

"又见习俗，遇有霍乱，不辨燥湿，但见腹痛吐泻，辄用藿香正气散……诸燥药，其在湿邪，自可冀以温中止泻，若是燥邪，不独泻不能止，必致耗液亡阴。"

"又见习俗，遇有肠澼，不辨燥湿，辄用败毒散升阳、芍药汤通里。其在风湿致痢，用败毒散升阳转气，逆流挽舟，自可获效……若是燥邪，治以辛燥、苦燥，必致伤及血液，剥尽肠膏。"

"以燥气论……邪机闭遏，加以通润，如白芥子、细辛之类；咳嗽不止，胸前瀓闷，加苏子、紫菀、百部之类，辛中带润，自不伤津。而且辛润又能行水，燥夹湿者宜之；辛润又能开闭，内外闭遏者宜之。……其夹湿者，于辛润剂中，酌加蔻仁、通草、茯苓、半夏之类，辛淡渗湿，亦不宜多用，恐燥伤津液。"

《素问·刺法论篇》对疫病有针刺治疗的介绍，顾植山团队研创的"龙砂开阖六气针法"发掘和发扬了三阴三阳的古代针法，临床多有奇效。在顾植山的大力推广下，试用于新冠肺炎患者也取得可喜效果。

新冠肺炎重症和死亡者以老年患者居多，提示阳虚气弱者易受新冠病毒的攻击。除了寒伤少阴心肾之阳外，顾植山见到《柳叶刀》上有文章报道多数新冠肺炎患者有肝损害，进一步证实了其符合《黄帝内经》上"木疠"的说法，因伏燥伤肺、肝、肾之阴，是三阴同病，故提出"三阴同病，可独取少阴枢"，救治重症者宜先扶心（手少阴）肾（足少阴）之阳的原则，对指导新冠肺炎危重症的救治有重要意义。

二、荐方抗疫显实效

无锡市首位确诊新冠肺炎的患者高某，男性，57岁，1月13日至15日到武汉出差，1月17日感到畏寒乏力，右侧胸部阵发疼痛，测体温最高39.5℃，CT检查显示肺部炎性改变。1月23日咽拭子送检病毒核酸检测，测定阳性。入院后先予抗病毒、增强免疫等对症处理，病情持续进展，高热不退，伴低氧血症，转为重症患者。1月29日无锡市启动中医会诊。当时已给予患者激素治疗3天，体温虽降至正常，但仍气喘、口干、乏力，伴有低氧血症，需持续吸氧，诊见舌红苔稍腻。根据顾植山审定的无锡市新冠肺炎中医诊疗方案，给予葳蕤汤加西洋参10g，并建议立即停用激素。开始有人还担心停用激素会导致体温反弹，但患者在服用中药后未出现体温反复，所有不适症状均明显改善。直至复查核酸转阴，符合出院指征，于2月8日出院。

据湖北省汉川市人民医院2月9日报告：该院使用顾植山荐方、荐法治疗确诊病例患者15例、疑似病例7例，除外3例未能坚持服药（只服用1次后即改其他治疗），实际应用19例。患者均以发热、咳嗽、乏力、口干、纳差、恶心、呕吐、便溏（或腹泻）等症状为主，其中10例使用升阳益胃汤，4例使用葳蕤汤，2例使用正阳汤，1例使用麦冬汤，1例使用乌梅丸，1例单纯使用龙砂开阖六气针法。治愈出院3例（3例的平均住院日为9天），其他16例的症状亦都有明显改善（包括乏力、发热、咳嗽、咽痛、纳差等，影像学亦有改善）。其中有4例兼用了龙砂开阖六气针法，均收立竿见影之效。

其中有1例是一位抗疫一线的护理人员，25岁，因咳嗽6天，发热大半天，于2020年1月31日晚入院。患者于2020年1月25日开始出现咳嗽、流涕不适、痰少不易咳出。至1月31日上午开始发热，体温最高达38.5℃，微恶寒，晚上入院，行物理降温。

2月1日上午查房时，患者体温37.8℃。查：舌尖红，苔白腻、中后部略黄；左脉弦浮、右脉弱。行龙砂开阖六气针法，针太阴、阳明、少阴、太阳，留针30分钟，拔针后测体温降至37.1℃。

2月2日查房，患者已无发热，精神较前明显好转，仍干咳无痰，诉纳差加重，进食后略感腹胀、恶心不适，肢体乏力，大便尚可，予升阳益胃汤加减：

黄芪20g，党参10g，藿香6g（后下），厚朴10g，泽泻10g，北柴胡20g，茯苓12g，陈皮10g，炒白芍15g，防风9g，独活10g，羌活10g，炙甘草10g，法半夏12g，炒白术20g，生姜9g，大枣10g，川黄连3g。3剂。水煎服，日1剂。

到2月4日查房，诸症已明显缓解，精神和饮食均可，仅略感乏力、口干，查：舌边红，苔少、中后部薄黄；脉弱。复查胸部CT：右下肺病灶范围缩小，密度变淡薄。

2月5日办理出院，居家隔离2周，继续口服升阳益胃汤（党参改西洋参20g，黄芪增至30g）。

2月8日电话回访称一切正常。

三、弟子抗疫一线捷报频传

（一）2020年2月20日，武汉江夏大花山方舱医院

江苏省中医院呼吸科主任史锁芳作为国家中医医疗队江苏队的领队，在这里度过了自己58岁的生日，更在几天的时间里创造了中医抗疫的奇迹。

史锁芳向顾植山报捷：跟顾老师报告，我们在苏六病区运用五运六气思维，充分发挥中医特色优势，已经取得明显成效。主要体现在大统方运用后，患者还有很多特殊症状得不到解决，而灵活运用运气方取效快捷，获得患者认可和赞许。感谢顾老师的指引教诲！

史锁芳一剂退热

一位网络问诊的患者，已连续发热4天，体温最高达38.8℃。史锁芳详细问了病情，通过微信看了患者舌象，开了一剂中药——荆防败毒散。患者第二天反馈：一剂药就退热了，一夜间体温就降下来了！真的太神奇了，看来中医不是慢郎中啊！

史锁芳一指退热

史锁芳一指退热更令人叫绝。2月19日，40岁的患者吴女士，自诉从2月17号入院前就一直在发热，时间将近1周，体温最高时达39℃，曾使用抗生素及抗病毒药，体温都没有降。了解情况后，史锁芳出人意料地没有开药方，竟现场教给患者一个特殊的诊疗方法：现场教患者按龙砂开阖六气针法的三阴三阳部位（图2-1），顺时针用指头按压6~10分钟。嘱其早晚各按压1次，发热前按压1次。患者对此将信将疑，满脸不解的神情：不用打针吃药，就能用指头退烧？但吴女士还是按史锁芳的要求做了，当天晚上体温就降到36.5℃。

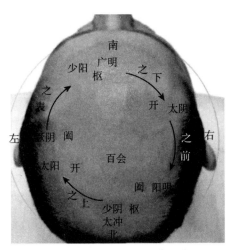

图2-1　三阴三阳部位按摩示意图

"我用的是龙砂六气针法中的指针"，史锁芳向前来采访的记者介绍：根据患者的发热特征——高热、发热前怕冷、口苦等，符合《伤寒论》六经中太阳与少阳病位，且这位患者发热时间固定，而且都是在每天傍晚六七点，符合六经欲解时的阳明欲解时，故虽不假汤药，仅以指针便奏捷效。

史锁芳说，作为中医能为抗疫尽一份力，很是欣慰。但当时每天穿着沉重的防护服、戴着两层口罩还蒙着面具，对他这个老中医来说也是个巨大的挑战。

（二）武汉市第一医院

广东省中西医结合医院感染科主任黄腊平，率广东省驰援武汉战"疫"第八小组在此攻坚。

2月13日，黄腊平接受媒体采访时说，我们加入了中医治疗专家组，在治疗上，更着重发挥中医的优势，大部分患者服药后，临床症状很快得到改善，肺部CT显示炎症吸收比较迅速。

黄腊平欣喜地透露：来武汉之前，我请教了我的老师顾植山先生，深刻了解了本次疫病的一些基本特点和演变规律，包括寒、湿、热、燥、风五个因素，其他派生出来的因素还有瘀、毒、浊，到疾病后期，患者会出现气阴两虚和阳气亏虚的特点。我们结合五运六气的理论来治疗，以调气为先导，兼顾寒、湿、燥、热、风、毒、瘀、浊，深刻领悟到了"有生于无""阴阳相得，其气乃行，大气一转，其气乃散"的真正奥义，选用最多的方子有正阳汤、生脉饮、升阳益胃汤、甘露消毒丹，还有三因司天方中的麦门冬汤、金匮麦门冬汤等，以扶助正气为主，祛邪为辅，取得了不错的疗效。

黄腊平说，"武汉的患者深切感受到中医药的魅力！"很多患者说，他们这一生中很少吃中药，没想到这次生病，让他们对传统的中医药有了深刻的认识，感受到了中医学的博大精深。

（三）湖南常德市第一中医院

2月底，经过1个月的奋战，仅剩的10余名新冠肺炎患者接近出院。但就在即将收官之际，好几个患者的核酸检测结果却总是阴阳交替，其中最长的病程已将近40天，核酸检测最多的已达11次，但始终达不到连续2次阴性的出院标准，让大家伤透了脑筋。

常德市抗疫指挥部召集相关负责人及业务骨干，紧急商讨对策。关键时刻，常德市第一中医医院副主任医师、中医防疫组组长刘威主动请缨，接受了这个艰巨的任务，决心发挥中医五运六气特色，来解决这个难题。

刘威将患者的住院病历从头到尾翻阅了一遍，从五运六气的角度认真总结此次新冠病毒的病机特点，最后采用了顾植山推荐的正阳汤，处方主要由白薇、桑白皮、旋覆花、玄参、白芍、当归、川芎、生姜、甘草几味药物组成。

2月28日，6名患者开始服用正阳汤，并停掉其他药物。接下来的三天，奇迹出现了：3月2日下午的检测结果显示，包括之前已经在服用正阳汤的一位患者，共有7人连续2次核酸检测阴性。看到效果后，又有3位患者服用了此方，这10位患者都在服用正阳汤后很快达到出院标准，并顺利出院。

看着患者不断出院，医护人员也分批撤离，大家喜不自禁。有人好奇地问刘威：那个中药处方为什么会有这么神奇的疗效？刘威解释，正阳汤是三因司天方中针对少阴君火司天时段的方子，庚子年正是少阴君火司天。善用三因司天方是龙砂医学的一大特色，也是顾植山近年来竭力倡导的。

（四）革命老区山东省临沂市人民医院

顾植山的两位弟子李宏和李玲，联袂在临沂市人民医院抗疫。李宏是山东省流行病传染病防控和应急处置中医药专家组副组长，李玲是临沂市人民医院中医科主任，兼临沂市抗疫专家组成员。

2月18日，一位新冠肺炎危重症患者，病情不断恶化，但由于家属拒绝切开气管的方案，西医为之束手。李宏和李玲果断处以静顺汤合正阳汤，其中附片用量达80g。2月22日，患者经2次核酸检测转阴；2月23日，转出隔离病房。

而一位陈姓的57岁男性患者的救治过程，更是一波三折，但最终在五运六气理论指导下化险为夷。

这位患者于2020年1月29日开始出现阵发性咳嗽，1月30日出现发热，2月4日于当地县人民医院就诊，2月8日新冠病毒核酸检查为阳性，确诊为新冠肺炎，经西医常规治疗，仍发热、胸闷，转来临沂市人民医院。患者伴有高血压、糖尿病、肾上腺肿瘤、膀胱肿瘤术后等病史。经常规中西医结合治疗，到2月17日、18日，虽2次核酸检测均呈阴性，但至2月24日，仍然持续发热，呼吸频率在25~40次/分，心率为110~135次/分。李宏、李玲会诊，见其舌质极淡，苔薄水滑，根据五运六气理论，此时正值太阳寒水加临之时，又逢降雪，寒水来犯，当急扶阳气，兼顾伏燥，遂处真武汤合牛膝木瓜。糖皮质激素减量。

2月25日查房，患者昨日服药1剂即热退，今晨7点之后未再发热，心率波动在90~120次/分，舌质有所好转，舌苔已无明显水滑。效不更方，继用上方1剂，激素继续减量（发现右侧颈部皮下气肿，双下肢肌间静脉血栓，加用西药抗凝剂）。

2月26日，患者病情稳中向好，未再发热。西医由无创呼吸机通气，改为经鼻高流量湿化氧疗。患者舌质转嫩红，苔少有剥脱，前部无苔，辨为气阴两虚，伏燥之病机彰显，以润降阳明、补阴固肾为主，处以司天麦门冬汤加味。

2月28日，患者静息状态下已无喘憋，脉氧在95%~99%，心率波动于90~110次/分，窦性心律；血压明显较前平稳且有所下降；血气分析结果：pH 7.48，二氧化碳分压46mmHg，氧分压77mmHg，乳酸浓度1.9mmol/L，氧合指数140mmHg，剩余碱9.6。患者皮下气肿消失，开始下床活动。

2月29日，复查CT显示：肺部较前明显改善。各脏器功能评估良好，由危重症降为重症。

3月1日，患者已能间断下床行走，咳嗽减少，痰质转稀，较前明显易于咳出。睡眠向好，纳便可。舌淡红，已无花剥。以司天麦冬汤巩固。

3月4日，患者病情稳定好转，氧合指数连续2天超过300mmHg，进入营养和康复治疗阶段。

李宏、李玲体会颇深：在此次抗新冠肺炎的斗争中，因为有顾老师的指导，她们才能临危不慌，内心笃定。抓住本病燥为本、湿为标的病机，依据运气思路，随证选用升阳益胃汤、麦门冬汤、正阳汤、牛膝木瓜汤、千金苇茎汤、葳蕤汤等；危急重症则遵顾老师"伏燥在太阴，急从阳明解"的思路，就能使痰液变得稀薄易出，使患者转危为安。

四、一份关于顾氏庚子春养生防疫方的临床报告

2020年3月5日，农历惊蛰。汉川市人民医院、武汉大学人民医院汉川医院、无锡市龙砂医学流派研究院联合发布了一份顾植山《庚子春养生防疫方治疗无症状新型冠状病毒》的报告，对41例感染者的情况做了临床分析。

己亥冬至庚子春，新型冠状病毒肆虐荆楚大地，随之蔓延全国。作为疫情较重的湖北省汉川市定点医疗机构，汉川市人民医院运用国家中医药管理局龙砂医学流派代表性传承人顾植山教授依据运气理论创立的庚子春养生防疫方，治疗无症状新型冠状病毒感染者41例，获得显著疗效。

（一）病例资料

41例无症状新型冠状病毒感染者为汉川市人民医院城东院区住院患者，入住前在汉川市各新冠肺炎密切接触观察点经核酸检测呈阳性，无发热、干咳、乏力等不适。其中肺部有病状者18例，诊为新冠肺炎吸收期者6例，肺部CT有纤维灶或感染病变12例。其中，年龄最小者7个月，最大者79岁，平均年龄35.31岁。

（二）治疗方法

中药采用顾植山拟定的"庚子春养生防疫方"：西洋参6g，麦冬10g，北五味3g，苍术10g，防风5g，甘草3g，黄芪10g，杏仁5g，升麻3g。每日1剂，水煎服，每日2次，每次100~150ml，温服。14岁以下患儿选用颗粒剂，按体重减量服用。原抗病毒药阿比多尔片，1周后全部停用。核酸检测双阴性后出院（到指定留观点），继服"庚子春养生防疫方"（颗粒剂）2周，并行核酸检测。

（三）出院标准及治疗结果

治疗1周后（3月2日）对40人进行了核酸复查，其中转阴21例，单阳（弱阳性，下同）9例，1周有效率为75.00%。3月4日第二次核酸检测：双阴性21例，

阳转阴2例，单阳转阴8例，第1次未查者1例转阴，阳转单阳4例，阳性未转4例，单阳转阳1例。有效率87.81%，双阴性率51.22%。双阴者转至指定留观点，继服2周"庚子春养生防疫方"（颗粒剂）。

（四）探讨

1.本组病例全部来自汉川市各地的新冠肺炎密切接触观察点，经核酸检测阳性后转入。截至发稿时，汉川市确诊新冠肺炎患者763例，无症状新型冠状病毒感染者66例，占8.65%。从临床上看，无症状新型冠状病毒感染者与潜伏期新型冠状病毒感染者很难鉴别，而潜伏期新型冠状病毒感染者随时可发展为新型冠状病毒肺炎（COVID-19）。本组治疗结果证实，"庚子春养生防疫方"可有效阻断无症状新型冠状病毒感染者向新型冠状病毒肺炎的转化。是否能遏制潜伏期新型冠状病毒感染者的病情进展，有待研究。

2.经过10天（2020年2月24日至3月5日）的治疗观察，无1例患者出现发热、咳嗽、乏力等临床症状，也未见任何不良反应。临床实践证明，"庚子春养生防疫方"安全可靠，至于患者出院后是否会出现核酸复阳，尚需进一步观察。

结论：顾植山教授应时而变创立的时方，具有和气养生、扶正抗疫之功效，临床验证该方核酸转阴率高，且安全有效，可阻断无症状新型冠状病毒感染者向新型冠状病毒肺炎的转化。

五、五运六气团队救治危急重症建奇功

《中国中医药报》的编辑多年来一直在持续关注顾植山五运六气团队，他们在救治危急重症方面的表现，让报社的编辑感到震撼。有编辑感叹道：因为有了顾植山弟子团队，我们才敢说出这些话：中医不是慢郎中，中医不是花架子，中医在危急重症救治中完全可以充当先锋和主力！

1. 高龄多脏器衰竭危重案

2018年下半年，天津市武清区中医医院初展医生赴无锡龙砂医学流派研究所跟随顾植山进修，亲历其两次救治一位95岁高龄多脏器衰竭患者，并使之转危为安的全过程。

患者王某，男，1924年2月出生，离休干部。有冠心病、心绞痛、心衰、脑梗等病史。患者于2018年12月1日凌晨1时突发胸闷难受，入医院急诊，诊断

为"慢性心衰急性发作"。第二天家属微信向顾老师求治，顾老师远程处方乌梅丸汤：

淡附片60g（先煎2小时以上），川桂枝10g，淡干姜10g，制乌梅30g，北细辛6g，西当归10g，炒黄连8g（后下），川椒3g，林下参10g（另煎），炒黄柏6g。睡前服。2剂。

12月4日，家属告知，服乌梅丸汤后患者可夜夜安睡，夜间未再发病。患者入院后经西医给予强心、利尿、抗感染等治疗，虽心率、血压得以控制，但出现周身乏力，纳差，大便难（3日未解大便），肛注开塞露后排出黄色软便，腹胀较剧。调整处方如下：

剖麦冬100g，炙紫菀15g，法半夏10g，炒甘草30g，林下参3g（另煎），淡附片60g（先煎3小时），宣木瓜20g，云茯苓10g，净萸肉30g，炮干姜15g，诃子肉6g，西防风10g，江枳实20g，川厚朴20g，熟川军10g（后下），西当归15g，桑白皮15g，赤芍15g，白芍15g，野山参0.5g（另煎）。2剂。

12月6日，其子女微信反馈称"麦冬汤"有奇效，才服半剂药，患者第二天晨起6时即主动下床解大便，黄色成条，量为正常人一日量，神志、胃口明显好转。

2019年1月7日，患者家属微信告知：患者在医院发生感染，高烧近40℃，用西药退烧。9号早晨护工告急，说患者"大便一直顺着肛门往外流"，小便不通，导尿有血尿，腹胀厉害，呻吟一夜。患者家属遂请顾老师会诊。上午10点，初展随顾老师去医院病房，见患者处于昏睡状态，腹胀如鼓，体温38.5℃，舌红苔薄白，脉数偏弦。处方：

於术30g，川厚朴20g，法半夏10g，小青皮10g，炙甘草6g，广藿香6g，川桂枝10g，炮干姜10g，野山参1g（另煎）。7剂。

1月12日晨，家属微信告知："上方用完2剂，患者退烧，进食、进水量增加，精神好转，血压正常，心率偏快，已停用西药、止泻药，前晚到昨晚一天两次稀便。"

1月15日，家属微信告知："上方共用完5剂，患者身体、精神进一步好转，血压正常，心率减缓。"患者此时已能下床坐在椅子上。

顾植山嘱将上方於术改为炒白术15g，减厚朴为10g。

1月17日，家属微信告知："家父服完7剂，大便恢复正常为每日1次，今晨最好，成形、成条、多段。""血压正常，心率从每分钟80次升到90~100次。""血液检测指标总体恢复，基本无黄痰，但喉头似总有黏痰咳不出，咳出的为透明黏丝痰。"遂调整处方：

整生枣仁20g（先煎），诃子肉6g，法半夏10g，炒枳实10g，云茯苓10g，青皮5g，陈皮5g，炮干姜10g，炒甘草10g，北五味子10g，大红枣10g（擘），无胆巴附片30g（先煎3小时），野山参0.5g（另煎），林下参5g（另煎）。3剂。

3天后附子加量至60g（先煎3小时），并加炙远志30g。

1月24日家属微信告知："服敷和汤加参附汤后，睡眠好转，晨昏颠倒在逐步改变，胃口好，大便成形。""参附汤效果很好，家父心率已降到每分钟93次，晚上可以舒服地入睡"。

2月4号家属微信告知："父亲经您的精心诊治，出院回家过年，情况稳定。"并附上患者自主行走的视频。

顾植山向初展阐述自己的处方依据：患者第一次发病时间为凌晨1点，在六经病欲解时中属于厥阴病欲解时，故选用厥阴病代表方乌梅丸汤稳住厥阴之气，继服当年司天麦冬汤、静顺汤加小承气的合方，使心衰重症得以缓解。

第二次，患者因住院交叉感染发高烧并严重腹胀，泄泻无度，时在戊戌终之气，太阴湿土在泉，气候阴雨明显，又将进入己亥年，遂果断采用己亥年针对土运的白术厚朴汤调治脾胃功能。

在太阳寒水与厥阴风木交接之际，再予重剂参附汤合司天敷和汤获效。辨证精准，方能取效。

2. 肺癌四期案

下面记述顾植山治疗的一位肺癌四期患者医案。

患者涂某，男，1951年5月2日出生。2018年6月15日初诊。

患者20天前胸闷，逐渐加重。6月1日住院，诊断为胸腔积液，治疗12天，胸腔积液抽2次，计约6400ml。出院诊断：肺癌四期。刻下症：胸闷憋气，活动后加重，左胸上部隐痛，口苦。舌暗红，舌边尖红，根苔腻；左脉弦滑，右脉弦细。予麦冬汤合审平汤：

剖麦冬30g，炙紫菀15g，潞党参15g，炙桑白皮15g，法半夏15g，淡竹叶10g，香白芷15g，钟乳石15g（先煎），生姜片10g，大红枣10g，明天冬20g，炒白术10g，炒白芍10g，炒甘草10g，炙远志20g（先煎2小时），山茱萸15g，木蝴蝶15g，车前子30g（包煎）。14剂。水煎服，日1剂。

2018年6月28日二诊：服前方后大便变稀，后渐腹泻，但泻后觉体轻松快。现胸痛、胸闷已消失，精神仍较差，纳可，夜尿频，夜里凌晨1、3、5点左右各排尿1次。舌暗红，根苔黄厚。处方：原方加北五味12g。14剂。水煎服，日1剂。

2018年7月12日三诊：服上方感觉较好，精神渐增，睡眠良好，夜尿仍频，夜里1~5点排尿4次左右，饮食尚可，每天3次左右稀便。舌暗红，苔根厚腻。处方：麦冬汤合审平汤加北五味15g。14剂。水煎服，日1剂。

之后，2018年8~9月每月来诊1次，四诊处以麦冬汤合缩泉丸。五诊又加天门冬。水煎服，日1剂。

2018年10月18日六诊：经前方加减调治，大小便均恢复正常，精神体力甚佳，现每天打乒乓球已能超过3小时。舌尖红，苔黄腻；脉弦有力，右脉寸稍大偏滑。予麦冬汤加怀山药、天门冬，调理巩固。

3. 多发性骨髓瘤案

顾植山曾治一多发性骨髓瘤患者。

患者肖某，男，1954年10月17日出生。2012年10月23日初诊。

患者为多发性骨髓瘤，放、化疗后乏力严重，腰酸腿软，纳谷差，易嗳气，苔黄厚，脉濡细。予薯蓣丸加减：

怀山药30g，潞党参10g，炙甘草20g，炒白术10g，茯苓8g，淡干姜3g，西当归8g，大川芎7g，大熟地10g，砂仁泥4g（拌炒），炒赤芍8g，北柴胡7g，川桂枝8g，玉桔梗6g，西防风10g，大麦冬10g，光杏仁8g，大红枣10g，建神曲10g，川牛膝10g，东阿阿胶10g（烊化）。30剂。水煎服，日1剂。

2013年1月15日复诊：患者服用上方后，诸症减轻，停药1月余后，近又觉腰腿乏力来诊。舌质暗，苔稍腻；脉沉伏。薯蓣丸加减：

怀山药30g，炙甘草25g，潞党参12g，炒苍术8g，炒白术8g，西防风8g，上绵芪20g，炒当归8g，大川芎8g，大熟地12g，炒杭芍8g，淡干姜5g，川桂枝8g，玉桔梗6g，柴胡6g，大红枣12g，剖麦冬10g，北五味子6g，建神曲10g，东阿阿胶10g（烊化），厚杜仲10g，熟附片8g（先煎），北细辛6g，炒薏苡仁24g。30剂。水煎服，日1剂。后改制为丸药常服。

2014年以后，逐年用三因司天方配合薯蓣丸应用：2014年用附子山萸汤，2015年用苁蓉牛膝汤，2016年用川连茯苓汤，2017年用苁蓉牛膝汤，2018年用审平汤、麦冬汤、静顺汤。

2018年11月29日随访：2014年至今，去上海复查，各项化验指标已正常，自觉体力、精神均可，纳眠佳，生活质量较高，无明显不适。

4. 白血病案

顾植山治疗白血病案。

患者杨某，女，17岁。2016年8月9日初诊。

患者因白血病化疗2次，现出现倦怠乏力，纳谷不馨，时时畏寒发热，体重下降。舌淡苔薄，脉沉细弱。血常规：白细胞$2.4×10^9$/L，血红蛋白76g/L，血小板$77×10^9$/L，均低于正常值。

处方1：怀山药30g，炙甘草28g，白参10g，白术10g，云茯苓10g，西当归10g，大川芎8g，赤芍8g，熟地黄12g，淡干姜4g，川桂枝8g，玉桔梗7g，防风8g，柴胡6g，薏苡仁15g，麦冬15g，光杏仁6g，东阿阿胶10g（烊化），大红枣20g，建神曲12g，白蔹根3g。15剂。水煎服，日1剂。

处方2：天然牛黄1g，珍珠粉2g，血茸片3g，三七粉4g。上为极细末，每日分3次口服。15剂。

2016年9月1日二诊：服上方半月后，各方面症状均改善，与平素相比只是略有乏力，纳食、睡眠均好，面色红润。舌红苔薄，脉沉细。血常规检查2次均正常。处方：继服薯蓣丸。

随访：状况良好，未再化疗，血常规正常。

5. 多脏器衰竭亡阳绝汗案

中国人民解放军第二三〇医院张丽案。

患者张某，男，1949年12月12日出生。

患者既往有高血压、糖尿病、房颤病史。2018年11月6日因心梗入院，予溶栓治疗。11月7日出现脑梗，后出现脑出血、房颤，经治疗好转，于12月8日出院。出院1天后自觉感冒发热咳嗽，下肢浮肿，于12月10日再次入院，经西医治疗体温降至正常，下肢浮肿消失，胸腔积液减少，但至12月13日自觉胸闷气短、身冷，上半身尤甚，前胸及后背冰冷感，急请中医科会诊。

12月14日凌晨被请会诊。患者刻下体温36℃，上半身冷汗出，触诊皮肤潮湿，覆盖厚被另加3个热水袋取暖，摸其双下肢仍冰冷，咳嗽无痰，口干不欲饮。舌质紫红，舌尖红，舌中根部厚腻苔略黄而干有裂纹，舌下静脉紫暗较著。

左手寸、尺脉俱沉弱，关脉浮大；右手脉略好。患者时而昏睡时而苏醒。

看到患者病情危急，遂于清晨6点在全国龙砂微信群上求援，引起了大家的关注，至7点有龙砂医学流派弟子推荐了顾植山老师在安徽救治一重症老年患者用过的处方：

剖麦冬100g，熟附片60g（先煎3小时），野山参1g（另煎），炙紫菀15g，法半夏10g，宣木瓜20g，云茯苓10g，净萸肉30g，炮干姜15g，诃子肉6g，西防风10g，江枳实20g，川厚朴20g，熟川军10g（后下），西当归15g，桑白皮15g，赤芍15g，白芍15g。1剂，水煎服，分2次服。

患者于当天下午服药，约1小时后冷汗消失，微微温汗；2.5小时后，皮肤及四肢有温热感，汗退，皮肤干爽，颜面由白转红润，说话由少气懒言转为微笑应答，可握手致意，并且出现饥饿感，不需用热水袋取暖，原来裹着棉被出冷汗，肩部怕冷，此时被子已经正常盖至胸部，左手关脉不再浮大，厚腻舌苔明显变薄。

12月15日，患者按原方再进1剂，精神、食欲好转，冷汗消失，皮肤干爽，全身温热感，面色红润，有饥饿感。左手浮大之关脉消失，仅尺脉弱，寸、关脉平和；右手尺脉恢复。厚腻舌苔消失，舌质淡红，苔薄白有裂纹。患者出现一日内排稀便5次，故减熟川军，1剂药分4次服2天，后予4剂巩固治疗。

12月16日查房时，患者感觉良好，双手三部脉均恢复正常，二便正常。

12月27日患者病愈出院，随访至今身体康健。

6. 肺部大咯血案

江苏省中医院呼吸科主任史锁芳案。

2018年3月12日，一位67岁的黄姓老人，因反复大咯血3天，住进江苏省中医院。每日出血量超过500ml，急诊查胸部增强CT+主动脉CTA提示：两肺多发感染，肺气肿伴肺大疱，双肺上部陈旧性肺结核、下部钙化灶。予抗感染、止血等急诊对症处理后仍咯血不止，遂行"支气管动脉栓塞术"，术后仍反复咯血，每次70~100ml。3月13日再次行"支气管动脉栓塞术"，术后仍间断咯血。3月15日求治于中医。

诊见：患者夜晚23时自觉躁热，随即开始咯血，至凌晨2~4点连续咯血数次，偶有胸闷心慌，时有咽痒、咳嗽，口苦口干，纳差，大便干，面红。舌偏红苔薄微黄干，脉细浮滑数。

处方1：司天麦门冬汤合审平汤。

麦冬90g，紫菀10g，桑白皮15g，法半夏10g，淡竹叶15g，白芷10g，潞党参10g，钟乳石10g（先煎），天冬30g，山茱萸10g，白术10g，白芍10g，炙远志10g，紫檀10g，炙甘草5g，生姜3g，红枣10g。2剂。每剂分早饭后、午饭后各服用1次，每次量约150ml。

处方2：黄连阿胶鸡子黄汤合乌梅丸加味。

川黄连9g，炒黄芩10g，白芍15g，阿胶珠15g（烊化），乌梅60g，细辛3g，肉桂3g（后下），炒黄柏10g，炒当归10g，潞党参10g，花椒3g，干姜3g，制附片3g(先煎)，白薇15g，百合20g，侧柏叶20g，鸡子黄1个（自备，冲服）。2剂。每剂亦分2次服，晚饭后、睡前各服用150ml。

患者及其家属一开始对中药能否止血还心存疑虑，但16日查房，患者诉当晚服用中药后一夜安寐，未发躁热，也没有咯血，家属信心大增。

但患者于16日17点起又觉躁热，有少量间断咯血，19点42分至21点又咯血数次，量约300ml。遂暂停夜间服药，在以上处方1的基础上合用白虎汤和小承气汤，加生石膏30g（先煎），知母10g，枳壳10g，厚朴15g，大黄10g（后下），水牛角90g（先煎）。2剂。急煎，早晚各服1次，每次150ml。

17日查房，患者诉昨晚未再咯血，稍有咳嗽、咳痰，痰黄略有少量暗红色血块，时有呃逆，稍有胸闷、烦躁、口渴、咽痒，胃纳可，精神转好，解稀便5次。咯血得到控制，遂予竹叶石膏汤、橘皮竹茹汤等调养，观察6天，病情稳定出院。

史锁芳解释说，这例大咯血重症急症，开始经西药抗炎、止血及支气管动脉栓塞术均无法有效控制。根据戊戌火运之年，咯血时正处于"二之气"（客气阳明燥金、主气少阴君火），结合患者临床征象，予麦门冬汤合审平汤抑火救金。又因患者于每晚23时后及凌晨2点到4点时躁热出血，时间上属少阴和厥阴欲解时，故于夜间加服黄连阿胶鸡子黄汤合乌梅丸方，因顺势调治，肺燥得缓，咯血亦止。第二天转变为下午及傍晚躁热、咯血，已转为阳明欲解时，病变由阴转阳，遂果断变法，加入主阳明的白虎汤和小承气汤，使患者咯血之症顿除。大咯血重症十分危机，但只要恰当运用运气思维指导，便可以做到"效如桴鼓"。

7. 昏迷无尿案

江苏省江阴市青阳医院倪君案。

患者黄某，女，1945年9月1日出生。

患者2018年7月底开始出现间歇性发热，8月1日凌晨，因过量服用艾司唑仑后摔倒，当时神志不清，急诊送入我院。患者既往有糖尿病、高血压、冠心病史，行冠脉支架植入。入院后经吸氧、抗感染等治疗，神志转清，但左足第五趾坏死，较多脓性渗液，局部疼痛剧烈，反复高热，体温波动在38℃左右。至8月8日患者拒绝进食，出现无尿，全身水肿，尤以双下肢为甚，呼吸急促，腹膨隆，叩诊呈鼓音。血常规：白细胞15.18×10⁹/L；肾功能：尿素氮36.66mmol/L，肌酐679μmol/L，血钾6.82mmol/L；心电图示ST段改变；CT示：心包积液，两侧胸腔积液，双肾萎缩。呋塞米用至200mg，并微泵24小时维持，至8月9日仍无尿，患者已呈昏迷状态，家属要求请中医会诊。

参照龙砂医学流派主要传承人、山东省临沂市人民医院李玲主任指导胡淑占医师救治严重心衰肠麻痹案的经验，予以戊戌年的司天麦冬汤合静顺汤再加小承气方：

剖麦冬140g，法半夏10g，香白芷10g，野西洋参40g，生姜片10g，大红枣10g，炙紫菀15g，炒甘草30g，淡竹叶10g，桑白皮12g，制附子60g（先煎3小时），宣木瓜20g，怀牛膝15g，云茯苓20g，净萸肉30g，诃子肉10g，西防风10g，炒枳实30g，制川军30g（后下），川厚朴30g，炒当归10g。当晚通过鼻饲服药1剂，嘱停用一切西药。

8月10日，患者体温恢复正常，精神好转，24小时尿量1355ml，至8月11日尿量已达2750ml；鼻饲流质约1960ml。8月13日，双下肢水肿消退，复查肾功能：尿素氮12.21mmol/L，肌酐181μmol/L，血钾3.34mmol/L。15日拔除鼻饲管，患者已可自主流质饮食，保留导尿引出尿量3500ml。复查CT：心包和胸腔积液消失，左下肢疼痛已能通过口服止痛片缓解。通过中医中药康复治疗，于9月底出院。

倪君解释说，患者持续高热不退为火象，因是年为戊戌年，故用了针对戊年火运太过的麦冬汤。患者全身浮肿，脉极沉细，考虑为大量使用抗生素损伤了阳气，又值戊年太阳寒水司天，故配用了该年的司天方静顺汤加西洋参，并重用附子回阳救逆。又因患者昏迷，二便不通，急需通下，故加入了小承气汤。三方合用，使患者转危为安，彰显了司天方在临床急危重症应用上的重要作用。

8. 严重心衰肠麻痹案

山东省济宁市金乡县化雨镇卫生院胡淑占案。

患者男性，1933年11月出生。

2018年7月26日，胡淑占正在外地，家属电话求治，诉病情如下：因全身水肿、心衰、肠麻痹入院，予强心利尿等措施病情未能缓解，且渐加重，已住进重症监护室，并下病危通知。刻下症：全身水肿，腹胀严重，伴有腹痛，无大便（平素大便稀），已2天未进食，呃逆，不排气，亦无肠蠕动，检查有少量心包积液、胸腔积液，咳痰带血丝，神志尚清。舌、脉家属无法提供。胡淑占当即请教了临沂市人民医院中医科主任李玲，李玲指导拟方如下：

麦冬140g，炙紫菀10g，清半夏10g，炙甘草30g，西洋参30g，熟附子60g（先煎3小时），宣木瓜10g，怀牛膝15g，云茯苓10g，净萸肉30g，淡干姜15g，诃子肉10g，西防风10g，江枳实30g，川厚朴30g，生川军20g（后下），西当归10g，桑白皮10g，赤芍30g。1剂。水煎服。

当天晚上，医院见病情危重，催其家属将患者拉回家中，准备后事。到家后，患者才开始给患者服中药，服药半剂后，即有排气，排出大便后腹胀、腹疼明显减轻。1剂服完，全身水肿即消，病情趋平稳。第三天，已能进少量米粥、面条和蛋糕等食物。数日后随访，仅有轻微胸闷、腹胀。

胡淑占解释说，上方乃司天麦门冬汤、静顺汤与小承气汤的合方。患者就诊时间为戊戌年，岁火太过，炎暑流行，肺金受邪，故咳痰带血，司天麦冬汤可抑火救金。根据患者平素便溏，可判断其脾土不足，就诊时太阳寒水司天，阳气不令而致水肿，该年的司天方静顺汤有温阳利水之功，重用附子和西洋参，可助回阳救逆而治心衰。因肠麻痹而二便不通，急需通下而予小承气汤。三方合用，使患者阳明降、腑气通、心阳复、水肿消、胃纳开，遂转危为安。

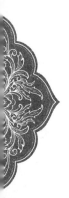

| 第三章 |
用现代语境将五运六气原理讲明白

经验的自然科学由于自身的局限性，在近代相继被实验科学淘汰了，唯有我们的祖国医学，不但把一个完整的理论体系保留到今天，而且还处处爆发出夺目的光彩，这是科学史上的一个奇迹。

——《中医：科学史上的一个奇迹》

人类迄今形成了两种科学：一种是西方科学，在世界观上以物质为本原，以空间为本位，重在探求现象背后的本质；另一种是中华传统科学，在世界观上以气为本原，以时间为本位，重在探索现象本身的规律。

——刘长林

中医药文化是中华民族优秀传统文化的集中体现，凝聚了深厚的中华优秀传统文化。习近平指出："中医药学凝聚着深邃的哲学智慧和中华民族几千年的健康养生理念及其实践经验，是中国古代科学的瑰宝，也是打开中华文明宝库的钥匙。"顾植山坦言，习近平关于中医药的评价，对他近些年的学术和临床研究影响最大。

顾植山认为，在中华传统文化中，中医学具有以下突出优势：一是中医学理论的经典《黄帝内经》直接植根于黄帝文化；二是《黄帝内经》整合了伏羲文化的太极阴阳、神农文化的开阖枢后天八卦和黄帝文化的六律五行学说三大基本模式，最为完整地反映了中华传统文化的原创思维系统；三是《黄帝内经》中的五运六气理论，是炎黄文明的标志性成果，从五运六气可以上窥三皇文化的传承脉络；四是中医学研究的是天人合一和养生健康的道理，是传统文化中的"科学瑰宝"；五是《黄帝内经》中的理论受后世封建迷信等思想的掺杂最少，保持了中华传统文化的纯净内涵。此所以中医药学能成为打开中华文明宝库钥匙的缘由。

不解阴阳五行、天人合一，何以为中医？何以为大医？然而，当今之世，真解者有几人？2016年科技部、中央宣传部发布《中国公民科学素养基准》132条，其中第9条列入了阴阳五行、天人合一观念，结果却遭到某些"科学家"的质疑，甚至被一些网民攻击为"迷信""伪科学"。不亦悲乎！

一、五运六气的来源究竟是什么

五运六气最早被记载于《黄帝内经》中，后世之人无不从其中索解，但却难得解人。何以如此？因为这还不是五运六气真正的来源。而找不到真正的来源，用佛教的说法，就是"不究竟"。

过去认为，运气学说见于《素问》运气七篇大论，而运气七篇大论为唐代王冰补入，是否为《黄帝内经》所原有，学术界对此颇有争议。故现行中医教科书《黄帝内经》中，只是把运气学说以附录形式略作介绍，不作为《黄帝内经》的主要内容。其实，五运六气是一个相对独立的学说，作为《黄帝内经》理论的基础和渊源，应该出现在《黄帝内经》之前。

顾植山通过研究发现，五运六气思想源于炎黄文明，是炎黄文明的标志性成果。

古代文献中讲伏羲画八卦，伏羲比黄帝早得多，伏羲时代的代表性文化符号是八卦，"太极生两仪，两仪生四象，四象生八卦"，这种二分制推衍模式，已表达了阴阳的概念，但还不足以成为文明成熟的标志。黄帝时代的文化特征是什么？"盖黄帝考定星历，建立五行"，把阴阳学说提升到了五行的层面。在阴阳五行的基础上，才可能有"大挠作甲子""容成造历"等划时代的文化标志出现。中华民族的第一次文化高峰是在黄帝时代而不是春秋战国时期。

阴阳五行在夏代以前已成为全社会的重要准则，而不是春秋战国时期才形成的思想。在中医学最重要的经典著作《黄帝内经》中，最核心的思想就是阴阳五行。所以中医学是植根于黄帝文化的医学，相比之下，道家和儒家是春秋时期才出现的思想，都只有2000多年的历史，故在传统国学中，只有《黄帝内经》最能代表中华文明的源头——黄帝时代的文化。由于《黄帝内经》整合了太极阴阳、开阖枢三生万物和五行学说三大基本理论，反映华夏文化原创思维的系统最为完整；《黄帝内经》从阴阳五行模式和长期的实践中总结出来的五运六气、藏象、经络等学说，在传统文化中已达到最高学术层次；《黄帝内经》探讨的是天人相应的科学原理，是古代的科学瑰宝，保持了传统文化的纯净内涵。

顾植山是一位清醒的智者。几年前，当五运六气热起来的时候，他就发出忠告：切忌把五运六气"四化"——简单化、机械化、庸俗化、神秘化。他说，作为中医学理论核心的五运六气，是探讨自然变化的周期性规律及其对人体健康和疾病影响的学问。其理论源头深深植根于传统文化，反映了中国古人对自然规律的认识。只有了解其精神内涵，才有助于我们从更深层次理解传统文化的科学基础和突出优势。

五运六气学说是运用阴阳五行、开阖枢理论，揭示自然与人体气化象态时空分布与变化节律的科学，是研究天人关系高维度演变规律的科学，是来源于古人对自然现象的周期性规律的科学观察。

欲明五运六气，先要了解太极阴阳。中国古人是通过观察日影和昼夜的短长，感受自然气息的变化，从而产生了阴阳的概念。这使中医学成为真正以时间为本位的医学。

顾植山说，冬至白天最短、夜晚最长，日影也最长。随后白天不断增长，到夏至白天最长、日影最短。通过观察日影并结合自然气息的变化，容易得出冬至阴极而一阳生，夏至阳极而一阴生，冬至到夏至的上半年为阳，夏至到冬至的下半年为阴的概念。

一般认为，二十四节气是出自我国古代天文学的太阳历系统，但顾植山认为二十四节气产生的基础，是太极阴阳河图洛书六分系统和八分系统的结合，二十四是六和八的最小公倍数。

阴阳由三分系统而变为三阴三阳，三阴三阳说是中医阴阳学说的重要特色。中医学对三阴三阳的论述，始见于《素问·阴阳离合论篇》，表述的是阴阳离合的六种状态。《史记·历书》说："以至子日当冬至，则阴阳离合之道行焉。"可见三阴三阳的划分，是以一年中阴阳气的盛衰变化为主要依据，这正是五运六气中的六气学说。

二、重新演绎太极图，揭阴阳五行真义

在一次次的学术讲座中，顾植山总是不厌其烦地从太极图讲起。在PPT上，首先呈现的就是顾植山的"顾氏三阴三阳太极时相图"（即顾氏三阴三阳开阖枢图）（图3-1）。每次听讲，学生都如拨云雾而睹青天。因为，无数的中医学子和中医医生，从学从医若干年，虽然接触最多的是阴阳五行、天人合一，却不解其真义，一派茫然无知。

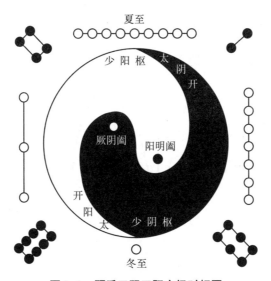

图3-1 顾氏三阴三阳太极时相图

顾植山说，为什么讲五运六气必须从太极图讲起？因为不讲太极图就讲不清阴阳的来源，而讲不清阴阳的来源，就讲不清五运和六气的来源，就讲不清这其中的关系。

阴阳来源于太极图。太极图是古人由观察各种自然界的动态变化而自然形成的一个模式。天地之间对人最重要的是太阳，跟人关系最大的动态就是太阳的移

动。顾植山于是把目光投向远古的神话：夸父追日。

夸父是中国最早研究太阳影子的人。现在的一些读物把夸父追日讲成是古代有个人每天跟着太阳走，要找太阳下山的地方。这是错误的。因为《山海经》里写得很清楚，夸父追日其实是"欲追日景"，"景"通"影"，夸父就是专门研究太阳影子的专家。如果说夸父是追着太阳落山走，那应该是向西走，但是，《山海经》记载夸父追日是《海外北经》和《大荒北经》，记载夸父是向"北"走，最后"北饮大泽，未至，道渴（渴，尽也）而死"。所以，夸父是通过研究太阳的影子，最早在空间上找到北、时间上找到冬至点的人。正因为夸父有这样的巨大贡献，古人才会用故事来纪念他。

河南登封告成镇的观星台，是元代郭守敬建造的古观星台。当地有一位民间专家曹书敏，现在每天都还在坚持用圭表测量太阳的影子。在顾植山的指点下，他将一年24个节气测量到的太阳影子的数据连起来，通过移光定位，画出了太极图（图3-2）。

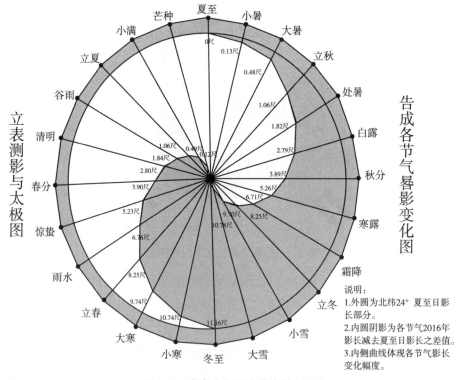

图3-2　圭表太极图（曹书敏制图）

　　顾植山说，不仅观察太阳的影子可以形成太极图，只要观察自然界中各种动态变化的周期规律，都可以形成太极图。曹书敏根据一年中二十四节气白天和晚上时间变化的数据及月亮的盈亏变化，也画出了太极图。因此，太极图就是自然界周期性变化规律的一个模式，而不是哪个哲学家为了说明事物之间的相互关系而设计出来的图。只有如此理解，才能回归到古代科学的本义。出现了这个自然模式之后，后来的哲学家们才根据这个模式去做出种种哲学解读。例如，后世的哲学家从中看到阴阳是对立统一的、互相消长的、互相转化的等关系。

　　太极生两仪，两仪就是阴阳，故阴阳首先是两种象态。现在许多人把阴阳理解为两类物质，那就成了太极产生两种物质。可是，从太极图可以看到，由衰到盛的象态才称为阳，由盛到衰的象态才称为阴，这才是阴阳之本义。一年之中，上半年是阳，下半年是阴，它不是两个世界，而是同一个世界的不同时态。白天与晚上，也是同一个世界的不同时态。只有了解了太极图的本源，才能知道什么样的太极图是正确的，什么样的太极图是乱画的，什么样的太极图只是根据哲学思想画的示意图。北宋哲学家周敦颐画的是哲学的太极图，他没有见到过古代的太极图。我们现在看到的太极图，大多是艺术化的太极图。古太极图（图3-3）跟我们现在通过测量太阳影子而画出的太极图是基本一致的。

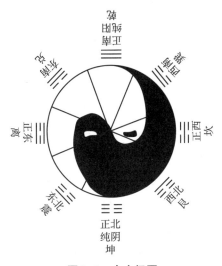

图3-3 古太极图

但有些太极图则是阴阳颠倒的太极图，还有一种太极图，是冬至以后阴气越来越少，不是以阳为主的太极图。有的道家著作中的太极图，竟然也是错的；还有一些地方编的中医药文化进校园课本中的太极图，也搞成一个阴阳颠倒的太极图（图3-4）。冬至以后阳气不是增多，而是减少，这样乱画的太极图就失去了对儿童教育的意义。

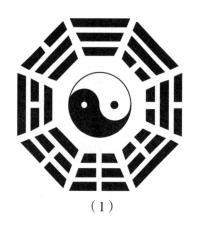

（1）

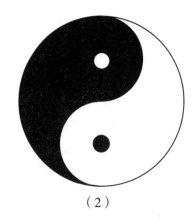

（2）

图3-4　错误的太极图

三、石破天惊："开阖枢"就是三生万物的"三"

老子曰：一生二，二生三，三生万物。

有人认为，由古而今，"三"不就是个数字吗？顾植山对此的回答是否定的。

许多研究《道德经》的专家不研究《黄帝内经》，不研究五运六气，不懂得开阖枢，把三生万物的"三"讲成是"天、地、人"三才。《黄帝内经》说："三而成天，三而成地，三而成人。"天、地、人都是由"三"产生的，所以"三"不可能同时又是天、地、人。顾植山一语道破："三"是开、阖、枢的三种象态，是动态的。"三"一分阴阳就变成"六"，这就是为什么《黄帝内经》讲的是"六生万物"的原因。《素问·至真要大论篇》谓："天地合气，六节分而万物化生矣。"《左传》也说："天有六气，降生五味，发为五色，徵为五声。"实际上，六生万物跟三生万物是同一个概念。

《素问·阴阳离合论篇》谓："圣人南面而立，前曰广明，后曰太冲；太冲之地，名曰少阴；少阴之上，名曰太阳……广明之下，名曰太阴；太阴之前，名曰阳明……厥阴之表，名曰少阳。是故三阳之离合也，太阳为开，阳明为阖，少阳为枢……三阴之离合也，太阴为开，厥阴为阖，少阴为枢。"

三阳之开、阖、枢，为什么太阳为开，少阳为枢，阳明为阖？从顾氏三阴三阳开阖枢图中可以看到，太阳在东北方，冬至过后，正是阳气渐开之时，故为阳之"开"；阳明在西北方，阳气渐收，藏合于阴，故为阳"阖"；少阳在东南方，夏至太阳回归，阴阳转枢于此，故为阳之"枢"。三阴之开、阖、枢同理：太阴在西南，夏至以后，阴气渐长，故为阴之"开"；厥阴居东向南，阴气渐消，并合于阳，故为阴之"阖"；少阴在正北方，冬至阴极而一阳生，故为阴之"枢"。

三阴三阳的开、阖、枢是一个非常重要的概念，是人体阴阳之气升降出入的主要依据，关系到中医基础理论的方方面面。王冰对《素问·阴阳离合论篇》的注文云："离，谓别离应用；合，谓配合于阴。别离则正位于三阳，配合则表里而为脏腑矣。开、阖、枢者，言三阳之气多少不等，动用殊也。夫开者所以司动静之基，阖者所以执禁固之权，枢者所以主动转之微。由斯殊气之用，故此三变之也。"

顾植山认为，王冰之注基本正确，但北宋林亿等《新校正》引《九墟》"太阳为关"之文，以讹校正，徒生歧义。更糟糕的是杨上善，不仅将《太素》中的"开"写成"关"字，还以"门关""门扉""门枢"作譬喻，这是杨氏不明五运六气而产生的误释。近人采信杨氏之说，把"开、阖、枢"误解为"关、阖、枢"，让开、阖、枢这一重要的理论无从索解。

本来是河图（图3-5）、先天八卦（图3-6），怎么变成洛书（图3-7）、后天八卦（图3-8）的？其实也是从开、阖、枢而来。先天八卦的"离"卦在东边，代表太阳，但是太阳升起来以后不会停留在东方，要转到南方，所以后天八卦的"离"卦就从东方到南方。以后又要不断地下降，所以代表最大阳的"乾"卦就要落到西北的方位了。北方原来是"坤"卦，都是阴爻，为什么后天八卦要变成"坎"卦，里边加一个阳爻？因为冬天的时候阳气不是没有了，正如植物在冬季虽然地面上的茎叶枯了，但它的阳气并没有消失，而是以种子的形式储藏起来，作为下一个生命周期的原动力，"命门"思想就是这样来的。只有明白了开、阖、枢理论，才能懂得少阴中一定要有阳。

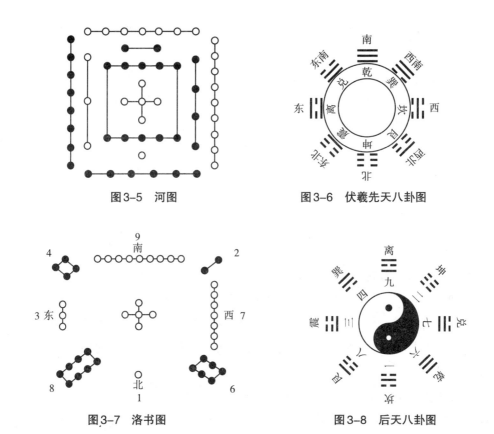

图3-5 河图　　　　　　　　　　图3-6 伏羲先天八卦图

图3-7 洛书图　　　　　　　　　　图3-8 后天八卦图

四、说破河洛惊煞人

阴阳五行的源头在太极——河图洛书。顾植山在演绎太极图的过程中，总是一再强调阴阳五行的源头尽在于此。太极图表示自然界的阴阳气是具有盛衰变化的节律运动，阴阳代表了气化运动的两种象态：由衰到盛——阳象，由盛到衰——阴象。这就是"太极生两仪"。

就如纳须弥于芥子，一张小小的黑白分明的太极图、至简至朴的太极图，便能揭示出整个天地宇宙阴阳的变化，这是我国古人伟大的创造。直到今天，我们也很难想象我国古人何以具有如此高的思维智慧。对太极图的数字化表达，便诞生了河图、洛书。文献记载"河出图，洛出书，圣人则之"。河图、洛书与太极一起，成为传统文化之源，亦是中医药学理论之根。顾植山强调，阴阳五行和中医理论最基本的道理都在太极图和河图、洛书里。这是华夏先祖对自然变化规律的深刻领会和形象描述。

在漫漫的历史长河中，河图、洛书一直被视为神话传说，甚至有人认为是"宋儒的伪造"，或谓即甲骨文。但出土的文物证明，古代确有河图、洛书，而且是上古人传布思想的重要方式。安徽凌家滩出土的5300年前的玉龟，便足证"河出图，洛出书"记载的可信。张光直先生在《考古人类学随笔》中说："数十年来的考古工作，的确产生了一部崭新的古史……也同时证实了传说中的古史里面很多内容的可靠性。"考古学愈是向前发展，就愈加证明传统古籍记载的古史框架及基本面貌是准确的。

著名作家阿城先生在他的《洛书河图：文明的造型探源》一书中提到，他在美国哈佛大学燕京图书馆听过许多关于考古人类学的学术讲座，席间有一个怪人，每每发出一句悠悠之问："河出图，洛出书，这个问题最重要，搞清楚了，中国文化的问题也就清楚了。"说毕，他便旁若无人地中途离场而去。

阿城感叹无人能够回答这个类似于中国文化"哥德巴赫猜想"的问题。但顾植山用"河图洛书是数字化的太极图"一句话便回答了。这就是：真传一句话，假传万卷书。

《素问·阴阳离合论篇》讲的是开阖枢，通过开阖枢产生三阴三阳。把三阴三阳的时间点、方位定得非常明确，据此才能理解三阴三阳跟六气的关系。有些书讲六气是风、寒、暑、湿、燥、火，其实这只是六气在应用方面的象，不是本义。六气的本义就是三阴三阳，而三阴三阳是从开阖枢而来。

《素问·阴阳离合论篇》反映的是太极的动态变化。《史记·历书》说："以至子日当冬至，则阴阳离合之道行焉。"以冬至点作为阴阳离合的起点。

冬至后天气越来越冷，进九，所以太阳配寒水，洛书的点数是十以内最大的偶数八。这里"太"不是大的意思，是最早的意思，最早的老祖宗叫太祖、太宗，最早的阳气刚出来的时候叫"太阳"。不懂得动态开阖枢的位置，就不能理解什么叫"太阳寒水"。看到开阖枢的图，就知道洛书的数是怎么来的了。广明之下，就是过了夏至点温度最高，一天之中过了中午，阳气最多，阴气最少，所以此处是2个点，表达阴气最少。中午以前的阴气较中午以后的阴气要多一些，所以是4个点；半夜以后的阴气比半夜以前的阴气要重，所以代表半夜后的东北位是8个点，代表半夜前的西北位是6个点。整个洛书的点都是反映了动态的气化状态。所以，看了动态的开阖枢，才能理解河图、洛书是怎么来的。

只有明了阴阳的离合运动，才能理解为什么太阳是寒水。有不懂开阖枢的人认为：太阳是阳多，阳多怎么能叫寒水呢？应该改成太阳君火；少阴在北方，怎么配君火呢？要把少阴改成寒水。这就是不了解开阖枢理论才产生的误解。五运六气里面的许多概念，通过三阴三阳开阖枢图就看得比较清楚，同样，中医中的许多重要概念也都包含在这个开阖枢的动态太极图里面。

所以五运六气反映的是客观存在的周期性自然规律。听了顾植山这样的解说，我们顿时感到太极图也好，阴阳也好，五运六气也好，既不神秘也不复杂。五运六气原来有这么深邃的科学内涵，真可谓大道至简！知其要者，一言而终，不知其要者，离散无穷。信然！

五、阴阳五行之道始于五运六气之"候"

有了六气，为什么又要有"五运"？顾植山解释说，五运即五行，运和行都是运动变化的意思。因为六气化生万物以后，万物不可胜数，古人便执简驭繁，以象统物。怎么把握万物运动的规律呢？就是通过动态的象态。因为一个运动变化的过程，都是生、长、化、收、藏这五个基本时态，于是就用木、火、土、金、水这五个符号作为代表，就形成了"五行"说。

《汉书·艺文志》云："五行者，五常之形气也。"这个"五常之形气"不是静态的，而是互相更替的动态，所以叫"五运"。现在人们把五行讲成是五种物质，或者是五种物质的运动，这是从静态的空间的角度理解，误人不浅。"五行"的本义是动态的，代表了五个时段时态的五气更迭。

《素问·五运行大论篇》云："候之所始，道之所生。""道"是阴阳五行，"候"是时间（五日为一候）。就是说，阴阳五行之道，依据的是时间的象态。"道"是阴阳五行，"候"是气候、物候，"候"变化的规律就是五运六气。也就是说，阴阳五行之道，始于五运六气之"候"。

《史记·天官书》："斗为帝车，运于中央，临制四方，分阴阳，建四时，均五行，移节度，定诸纪，皆系于斗。""皆系于斗"就是皆依据天文历法，讲浅一点就是四时季节，深一点就是五运六气。抛开了五运六气，阴阳五行就成为抽象的干巴巴的哲学概念。

哲学是一种意识形态。从哲学的角度看阴阳五行，容易把阴阳学说定性为"古代自发的、朴素的辩证法"，五行就成了"五种基本物质或基本元素"，五行学说也就成了"五种物质的运动和相互作用"的学说，变成"朴素的唯物论"了。有学者曾尖锐指出：面对这样的结论，受过现代教育的中医初学者不禁要问：我们已经有了现代高级的对立统一规律学说，还要古代"自发的、朴素的阴阳学说"干什么？这样的中医阴阳理论有什么值得讲、值得学的？"自发的、朴素的"不就意味着落后吗？所以，现代一些中医人首先就会想到要将"阴阳学说"进行现代化改造，或者直接将其丢弃，代之以所谓更高级的对立统一规律——矛盾论。

其实，阴阳五行和五运六气，首先是古代的自然科学模型，在中医学中是具体的医学理论。在自然模型及医学理论层面上，它是有具体的事物可指的，是可以证实的、可以量化的。若仅从哲学的层面讲阴阳五行是片面的，远远不够的。

六、为何六经不可废

在中医界，有人受日本经方家的影响，只重方证，不讲六经，甚而提出"六经可废论"，认为用八纲辨证就可以取代张仲景的六经辨证。

顾植山认为，六经辨证是张仲景《伤寒论》有别于其他方书的标志，是《伤寒论》的灵魂，也是张仲景对经方的最大贡献。六经绝不能废！提出"六经可废"的人，是因为没有读懂三阴三阳的真正含义，不了解六经的实质。

讨论六经实质，关键在对"三阴三阳"的理解。目前通常的解释认为：三阴三阳是阴阳的再分，事物由阴阳两仪各生太少（太阴、少阴，太阳、少阳）而为四象，进而又分化出非太非少的阳明和厥阴，形成三阴三阳。有人认为，《素问·热论篇》的六经以表里分阴阳，《伤寒论》六经则以寒热分阴阳。若按此理解，三阴三阳表达的仅是寒热的甚微和表里的深浅。但作为辨证纲领的六经，并没有把热象最显或阳气最盛的病叫太阳病，也没有把寒象最重或阳气将绝，抑或传变到最里的病叫太阴病。且太阳主表，何以不联系主皮毛的肺卫而与膀胱配应？为什么温邪外感就不是先犯太阳？太阴若为阴之极，为什么《伤寒论》太阴病提纲云："太阴之为病，腹满而吐，食不下，自利益甚，时腹自痛。"讲的仅是一般脾胃消化道症状？太阴病的第2条是"太阴中风，四肢烦疼"，第4条是"太阴病，脉浮者，可发汗，宜桂枝汤"，均不能以寒盛里极作解释。日本汉方医家把少阴病说成是"表阴证"，但《伤寒论》少阴病多亡阳危候，论中列出的"难治""不治""死"的条文就有8条之多，远较太阴和厥阴病深重，其证候性质绝非能以"表阴"概括。诸如此类的问题，显然不是简单的阴阳再分或八纲说所能解释清楚的。

但按照三阴三阳六气开阖枢理论来理解，就会豁然而通。风寒外感，何以先犯足太阳？为什么温邪外感又首先犯手太阴肺？因为按三阴三阳六气开阖枢方位，太阳在东北，阳气始开之位；太阴在西南，阴气始开之位。《素问·五运行大论篇》云："风寒在下，燥热在上，湿气在中，火游行其间。"寒为阴邪，故风寒下受，宜乎先犯足太阳。温热在上，又属阳邪，故温邪上受，就要先犯手太阴（五运六气的三阴），气分是少阴（五运六气的二阴）在南方的火化，营分是厥阴（五运六气的一阴），血分则又内入北方少阴（图3-9）。可见六经辨证和卫气营血辨证的理论基础都是三阴三阳，用三阴三阳模式可以把两者统一起来，这就是"六经钤百病"的核心要义。

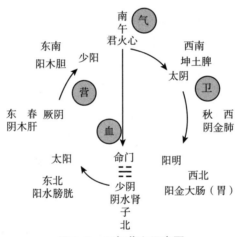

图3-9 卫气营血示意图

开阖枢决定了"六经"各自的属性和不同特点。依据五运六气在不同时空方位阴阳气的状态，才能理解三阴三阳。从五运六气的角度来看六经，就能够合理解释六经理论中的一些难题。

《素问·热论篇》描述六经传变，只涉及足之六经而未及手六经。《伤寒论》的六经辨证，基本上继承了《素问·热论篇》中六经的概念。经北宋朱肱的发挥，遂有"六经传足不传手"之说。后人对此多存疑问，不知其所以然。方有执在《伤寒论条辨》中就说："手经之阴阳，居人身之半；足经之阴阳，亦居人身之半。若谓传一半不传一半，则是一身之中，当有病一半不病一半之人也。天下之病伤寒者，不为不多也。曾谓有人如此乎？"但从阴阳离合的开阖枢方位可知，三阴三阳与经络的配应，确是先从足六经开始的。

再从三阴三阳与脏腑的联系看，足六经与脏腑的关系是：太阳—膀胱，阳明—胃，少阳—胆，太阴—脾，少阴—肾，厥阴—肝。若谓六经模式由八纲辨证归纳而来，何以忽略了人体最重要的器官心和肺？从三阴三阳开阖枢图可知，心所处的正南和肺所处的正西都不是三阴三阳的正位。南北对冲，正北为少阴，故心称手少阴；少阴也缘心火而配属"君火"，少阴病多心肾阳衰证候。西方属太阴阳明之地，"实则阳明，虚则太阴"，肺称手太阴，辨证宜从阳明太阴中求之。

人气应天，"天有六气，人以三阴三阳而上奉之"。三阴三阳既是对自然界阴阳离合的六个时空段的划分，也是对人体气化六种状态的表述。三阴三阳在天为风木、君火、相火、湿土、燥金、寒水六气，在人则为各一脏腑经络。清代医家张志聪在《伤寒论集注·伤寒论本义》中阐述六经时云："此皆论六气之化本于司天在泉五运六气之旨，未尝论及手足之经脉。"张氏强调六经是"六气之化"是对的，但"六经"不是经络而又不离经络，不是脏腑却可统脏腑；不是风、寒、暑、湿、燥、火六气，但又与风、寒、暑、湿、燥、火密切相关。正是有了三阴三阳辨证，伤寒学家才能做到"伤寒之法可以推而治杂病"。"六经岂独伤寒之一病为然哉，病病皆然也。"

有学者认为，《伤寒论》中的方剂主要源自《汤液经法》，但为什么《汤液经法》未能像《伤寒论》那样对后世产生如此巨大的影响？原因就在于张仲景发展了六经辨证体系。陶弘景的《辅行诀脏腑用药法要》也取材于《汤液经法》，但采用的是五行脏腑辨证模式，影响就远不如《伤寒论》。所以，讲《伤寒论》不能不讲六经辨证，可以说，没有六经辨证，就不会有《伤寒论》如此高的学术地位。

日本的经方派医生不重视《黄帝内经》，其代表人物吉益东洞甚至否定阴阳五行和脏腑经络学说，认为《伤寒论》"论不可取而方可用"。他们割裂《伤寒论》与《黄帝内经》的关系，不去研究《黄帝内经》中三阴三阳的奥义，只是研究《伤寒论》的方证和药方。日本经方派的观点，在很大程度上影响了近现代中国的一些学者，"六经可废论"就是这一影响下的产物。

王永炎院士将证候的动态演化性概括为"动态时空"特征，认为三阴三阳之间是有序的动态时空变化。三阴三阳辨证，可较好地反映疾病发生时内外环境整体变化的动态时空特征，绝非八纲辨证可以替代。

七、抉微钩沉，除尘焕新

运气学说绝不是仅存在于《黄帝内经》的七篇大论中，也不仅仅是疾病预测的学说。《黄帝内经》中其实到处都是五运六气，亟须用五运六气来重新认识中医基础理论中的许多原理。

《素问·六微旨大论篇》论标本中见曰："少阳之上，火气治之，中见厥阴；阳明之上，燥气治之，中见太阴；太阳之上，寒气治之，中见少阴；厥阴之上，风气治之，中见少阳；少阴之上，热气治之，中见太阳；太阴之上，湿气治之，中见阳明。"六经表里相配：实则太阳，虚则少阴；实则阳明，虚则太阴；实则少阳，虚则厥阴。

有人问：为什么不是太阳和太阴、少阳和少阴、阳明和厥阴互相中见和互为表里？试看顾氏三阴三阳开阖枢图，太阳与少阴同居北方，均含一水寒气；阳明与太阴同居西方，均含四金燥气；少阳与厥阴同居东方，均含三木风气。明白了这一关系，它们之间互相中见和互为表里的道理就容易理解了。

中医的伏邪学说亦然。前人认为寒邪"无不伏于少阴"。为什么伏于少阴呢？因少阴和太阳同处北方时位，寒邪从北方入侵，体实则从太阳而发（所谓"实则太阳"），体虚则心肾阳气受损，发病时呈现出少阴病特征，故称"邪伏少阴"。再看SARS，按"三年化疫"理论，病邪应属伏燥，燥邪多从西方犯太阴阳明之地，故SARS呈现出伏燥发于太阴而伤肺的特征。

八、正本清源：顾植山指谬录

不破不立，辨伪方可求真，去伪方能存真，拨乱方可反正。顾植山正是在打破旧说、揭破谬说中确立起自己的正见真知。

（一）五行不是五种物质

梁启超等近代大师对国学最大的误解是五行。

读了《黄帝内经》就会知道，五行首先是对一年中五个时段的气息特征的概括和表达。《汉书·艺文志》云："五行者，五常之形气也。"把一年分作五个时段，就会依次出现木、火、土、金、水五大类自然气息，也就产生了五行。时令的顺序是春→夏→长夏→秋→冬，所以五行相生的顺序是木→火→土→金→水。

在遥远的上古时代，春天入夜以后，北斗七星的斗柄指向东方，二十八宿的苍龙七宿出现在东方的天空，东风频吹，气候转温，大地复苏，万象更新，草木开始发芽，长出新叶，呈现一片青绿之色，自然界充满了生机。把春天—东方—温—风—青色—生气等联系在一起，用"木"作为代表符号，于是五运六气在该时段的主运称为"太角"或"少角"，主气是"厥阴风木"，在五行就是"木"行。医家将"木"的概念取象比类于人体功能，于是有了《黄帝内经》"东方生风，风生木，木生酸，酸生肝，肝生筋，筋生心，肝主目。其在天为玄，在人为道，在地为化。化生五味，道生智，玄生神。神在天为风，在地为木，在体为筋，在脏为肝，在色为苍，在音为角，在声为呼，在变动为握，在窍为目，在味为酸，在志为怒"这样的论述。

随后斗柄逐渐南指，苍龙七宿行进到南天，时序进入夏季，天气转热，自然界红色增多，万物生长茂盛，因而夏天—南方—热—赤色—长气等组成了以"火"为代表符号的一类自然气息，五运六气的主运变为"太徵"或"少徵"，主气进入"少阴君火"和"少阳相火"，在五行就是"火"行。联系到人体就是"南方生热，热生火，火生苦，苦生心，心生血，血生脾，心主舌。其在天为热，在地为火，在体为脉，在脏为心，在色为赤，在音为徵，在声为笑，在变动为忧，在窍为舌，在味为苦，在志为喜。"（以下长夏、秋、冬依此类推）

时令的顺序是春→夏→长夏→秋→冬，所以五行相生的顺序是木→火→土→金→水。由此可见，五行首先是一年中的五运，是对天体运行在不同时空方位的五类气息的概括和表达。

东汉郑玄注《尚书·洪范》"一曰五行"曰："行者，言顺天行气也。"

《管子·五行第四十一》曰："作立五行，以正天时。"

《史记·历书》曰："黄帝考定星历，建立五行。"

星历是表达时间的工具，古人观星定时，五行是不同时间段的五个时象，古人靠观察天上的星象来定时，故《史记·历书》说："黄帝考定星历，建立五行。""考定星历"，就是考定五行的时间定位。若云五行是五种物质，或仅仅是讲相互关系，何以要"考定星历"？

《素问·五运行大论篇》谓："丹天之气，经于牛女戊分；黅天之气，经于心尾已分；苍天之气，经于危室柳鬼；素天之气，经于亢氐昴毕；玄天之气，经于张翼娄胃。"用星历来表达五行的时段，常被一些人误解为五行或五运来源于天文。

现在有观点认为，五行是木、火、土、金、水五种物质的运动和相互作用，是"基于古人对日常生产和生活中最常见的木、火、土、金、水五种基本物质或基本元素的认识，在此基础上产生了五行学说"。可是，我们不禁要问：与人类生活紧密相关的材料绝非仅仅木、火、土、金、水五种；此外，五行学说还讲五音、五色、五畜、五味等，而自然界中也不仅仅只有五种音调、五种颜色、五种动物、五种气味等。古人之所以只选此五种，只能是因为先有了以五数为基准的分类体系。也就是说，先有了五行，才有五材、五音、五色、五畜、五味等概念出现，而不是由五材产生五行。

木、火、土、金、水是五行的代表符号，这个符号可以用木、火、土、金、水，也可以用角、徵、宫、商、羽，或青、赤、黄、白、黑，或生、长、化、收、藏，或风、热、湿、燥、寒等作代表，不能因为用了木、火、土、金、水的符号，就认定五行学说源于古代的"五材"说。正因为把五行说误作"五材"说，许多人才认为木材能燃烧，所以木生火；火烧后能变成焦土，所以火生土……水能把火灭掉，所以水克火；火能把金属熔化，所以火克金等。这样的五行学说，是机械唯物论的解说。

有些书上讲中医的五行学说起源于战国邹衍的五德终始论。实际上，邹衍是用五行生克理论去解释社会政权的更迭，与中医学的五行学说风马牛不相及；况且五行学说的产生远远早于邹衍所在的战国时期。文献中"五行"一词在《尚书·甘誓》和《尚书·洪范》中就可见到。《尚书·甘誓》是夏王启对有扈氏的讨伐令，"威侮五行"是夏启声讨有扈氏的第一大罪状；《尚书·洪范》中叙说的是"鲧陻洪水……天乃锡禹洪范九畴"之事，五行被作为治国"九畴"中的第一畴。既然五行原理在夏朝之初已被尊奉为治国的第一重要法则（所以才能品类万物，贯穿古今），则其产生必远早于鲧、禹时代。顾植山认为，《史记》言"黄帝考定星历，建立五行"之说可信，五行学说应该形成于黄帝时代。

五行的相生相克是自然规律，不是人为的牵强附会。阴阳和五行都是古人对天地自然运动变化规律的理解，首先是古代的自然科学模型，然后才有哲学层面的推演和说理。至于后世之人机械教条地应用，甚而搞成封建迷信的东西，那就是应用者的问题。诚如《汉书·艺文志》所说："及拘者为之，则牵于禁忌，泥于小数，舍人事而任鬼神。""小数家因此以为吉凶而行于世，浸以相乱。"

（二）为教材改革建言献策

记得有一年，顾植山到上海拜访裘沛然先生，裘先生讲到现在的中医院校培养不出好中医的问题时说：不能怪学生没学好，是老师没教好；但老师教学都很努力，老师都是按教材讲的，所以也不能怪老师教不好，是教材没编好。

现行的中医药院校教材是以西医为参照系整理构建的，其基本理论与以《黄帝内经》为代表的传统中医思想已有较大差距，这是导致中医院校毕业生整体临床水平不尽人意的根本原因。中医要发展，教育是基础；教育要发展，教材是根本。更新中医药院校教材已到了历史性的关键时刻。

新中国成立后国家非常重视中医药事业的发展，中医院校规模空前，培养的学生不少，但为什么大家感到中医院校毕业生的整体临床水平不尽人意？顾植山认为，中医教育的问题首先出在教材上。现行教材是向西医学靠拢的产物，而古代中医教育以家传师承为主。真正意义上的中医学校教材的系统编写，始于民国时期，当时社会风气以西方科学为时髦，对中医学持怀疑、否定的态度，卫生行政机关悉由西医掌握，认为中医"不科学"而将中医排斥在学校系统之外。中医为求生存，争取中医教育加入学校系统，不得不向所谓科学标准的西医学靠拢，以西医为参照系整理构建出中医基础学科体系的雏形。

现代中医高等教育，基本承袭了民国时期中医教育的模式及课程体系。编写第一、二版统编教材时，为顺应当时的现实，以取得立足之地，在内容上用当下哲学和与西医学的一些知识对中医基本理论进行了仓促改造，构建了一套现代中医理论的新模式，而以后的各版教材都只是在原来的基础上稍作修补而已。

教材的问题导致现代中医理论被异化和失真。中医理论是在中华民族特定的文化背景中形成的，教科书笼统地讲"源于古代劳动人民与疾病斗争的实践"，淡化了对民族文化原创思维的分析探索。中医理论的基础是阴阳五行，阴阳的思想源于太极，太极图是古人对自然气化运动盈虚消长规律的形象描绘，河图、洛书是太极思想的数字表达，太极——河洛思想不仅是传统文化的源头，也是中医学理论的根本。

阴阳和五行强调的是动态、时态，阳和阴首先是气化运动的不同状态。教科书把阴阳解释为日月、男女、水火等两种物质间的相互关系，把阴阳学说定性为"古代自发的、朴素的辩证法"，"辩证法"是纯抽象的哲学概念，而阴阳首先描述的是自然变化的"象"，是古代的自然科学模型；当然，由"象"到"理"，可以进入哲学层面的讨论，但纯哲学概念的对立、统一、消长、转化，不足以成为中医学理论的核心构建。

教材强调阴阳间的平衡关系，但《黄帝内经》为什么不讲阴阳平衡？因为平衡是讲某一时间点上的事物间的相互关系，是从空间的、物质的角度看问题；若从某一事物的动态过程看问题，更应注重的是变化状态的平稳与否，而不是"平衡"。一个"阴阳平衡"的提法，把中医的时间动态思维拉向了空间静态思维。

自然界有五行之气，故人有"五藏"。《内经》谓"藏气法时"，"各以气命其藏"，故由五行衍生出来的"五藏"，首先代表的是自然界的运动变化在人体产生的五行之气，"藏象"讲的是天地自然五行之象在人体的表现。近贤恽铁樵讲"四时之五藏"，颇具只眼，教科书将基于时间的藏象学说代之以基于空间解剖实体的脏腑器官（笼统讲"功能单位"，仍从脏腑器官着眼），定格为"中国古代的解剖生理学"，把王清任的《医林改错》作为中医发展到清代时对脏腑认识的时代水平，则较之西医的解剖生理学知识，当然只有落后和改造的份了。

经络的三阴三阳命名、阴阳十一脉的构建、寸口六部脉象的划分等，同样与五运六气有密切关系，隐含着自然界运动变化的六气节律是在人体经络、脉象上的同步反映。教材对经络和脉象，只讲其然而不讲其所以然，学生如坠入五里雾中，临床不知该如何应用。德国著名汉学家满晰博讲，他到中国来访问时，"甚至还遇到过连脉搏位置都找不准的中医实习生"。

因为丢掉了五运六气，模糊了三阴三阳，反而多是根据西医的解剖生理学来研究藏象，用中药的有效成分分析方药，在西医的辨病之下搞辨证，以能合乎西医原理而沾沾自喜，而"天人相应"也成了徒有其。每每谈到此处，顾植山便不由地扼腕叹息。

顾植山认为，现在中医界已不必再为争取自己的生存权而曲意"自毁"，应该对近代以来以教材为代表的被异化和失真的现代中医理论体系做出反思并进行溯源归真。

（三）"谨守病机"并非"辨证论治"

时下普遍把"辨证论治"视为中医看病的最主要特色，但顾植山认为，辨证论治其实是中医相对基础层面上的特色。《黄帝内经》并没有突出辨证论治，而是反复强调"谨守病机""无失病机"。辨证时把某一时间点上采集到的症状集合在一起，分析它们的寒热虚实等属性，是空间的、静态的思维方式；而抓病机则要求从动态的、时间的、相互关系的、综合的角度看问题。"证"是象，证象不明显时会"无证可辨"；而抓病机却能"握机于病象之先"，因为抓的是先机。辨证论治引导学生"有是证用是方"，容易被理解为对症疗法；抓病机则要抓产生证的关键因素，因为深层次的因素往往是不显于表的"隐机""玄机"。分析病机时还要把握"时机"，"七损八益"就是从动态的角度教人抓时机的重要原则。

由于传统中医看病时并不局限在辨证候，于是也有观点认为辨证论治中的"证"包括了病因、病机。但在文字学上，"证（證）"和"症"是古今字的关系，古人讲的证就是症状，《伤寒论》"辨××病脉证并治"将病、脉、证并列；"审证求因"的提法说明"辨证"和"求因"是不同层面的两个步骤。朱丹溪的《脉因证治》，将"因"和"证"并列，也说明辨证和辨因不是一回事。"名以定事，事以检名"。古代的"辨证"概念很简单，也很清楚。现代的"辨证论治"虽然似乎把内涵无穷扩大了，但对证的概念却至今没有一个公认的说法。如何去循名责实？《黄帝内经》最看重"病机"，"伏其所主，而先其所因"，概念、目标都很明确；现在把求病因和审病机都骥括到辨证论治中，以"辨证"为标识，篡改了传统的名称，概念混杂，导致重点不明。

（四）"七损八益"不是"房中术"

对《素问·阴阳应象大论篇》中提到的"七损八益"，历代医家注释纷纭，莫衷一是，是一个中医基本理论中的"悬案"。天人相应的关键是把握天地阴阳动态节律中的盈虚损益关系，而"七损八益"正是对自然阴阳动态变化盈虚损益的描述。《素问·阴阳应象大论篇》提出，调和阴阳的大法是"能知七损八益，则二者可调"。

自从1973年长沙马王堆三号汉墓出土医简《天下至道谈》之后，因其中列举了古代房中术的七损八益，于是专家们便把"七损八益"变成了房中术的专用术语。而顾植山认为，按洛书方位，七为西方之数，八为东北方之数。从三阴三阳开阖枢图可知，七（西方）是阳气衰损之位，而八（东北）恰为阳气生益之方，讲的都是五运六气。只有从五运六气、天人相应的角度，才能与上面黄帝的提问"法阴阳奈何"相匹配，才能把"七损八益"提到"能知七损八益，则二者（指阴阳）可调"的高度。至于《天下至道谈》中的论述，只是和调阴阳的七损八益思想在房中术方面的应用而已。

（五）正解"天不足西北，地不满东南"

《素问·阴阳应象大论篇》中"天不足西北，故西北方阴也""地不满东南，故东南方阳也"这段话，据三阴三阳开阖枢图，天（阳）气至西北阖而不足，地（阴）气至东南阖而不满，其义显而易见。历代医家多从天地阴阳气的盈虚为释，尚不离其宗。但近代以来，由于人们抛弃了运气学说，竟认为"天不足西北，地不满东南"的说法是根据我国的地理形势而分，解之曰："天不足西北，因为西北方多高山峻岭；而东南方却是汪洋大海，所以称地不满东南。"顾植山认为这种解释是不正确的，因为如按此地理形势之说，西南青藏高原比西北更多高山峻岭，是否因古人不知道有青藏高原才误以为"天不足西北"呢？能不能更正为"天不足西南"呢？

顾植山认为，"天不足西北，地不满东南"是对天地阴阳动态节律中盈虚损益关系的描述，是一个时间概念。若曲解为地理空间概念，就完全颠倒了：误解动态为地域、时间为空间。

（六）中药≠天然药物

中药讲究性味归经。《汉书·艺文志》云："经方者，本草石之寒温，量疾病之浅深，假药味之滋，因气感之宜，辨五苦六辛，致水火之齐，以通闭解结，反之于平。""因气感之宜"是讲药物的性能受天地阴阳五行之气的感应，与自然生态环境密切相关。《黄帝内经》讲"司岁备物"，现在一般引述《黄帝内经》此语时，只是讲结合运气特点去进行药物准备，脱离了经文本义。"备"是全面、完全的意思，有如"关怀备至""求全责备""农事备收"等句中之"备"，是讲五运六气的影响备及于所有事物。"辨五苦六辛"是辨药物的五运六气属性，这是从天、地、人、物大一统的观念建立的理论。现在的中药药理学与西药一样只讲有效成分，只讲物质的结构功能，不再重视药物的气味厚薄、升降浮沉、归经等性能，中药成了西医理论指导下的天然药物，带来的弊病是中药向西药看齐，抛开中医传统的性味归经理论，而趋于索求中药的化学元素成分。如此，中药作为天然药物即使走向"现代化"了，但恐怕中药也会因此灭亡。与此相比，近几年人们对中药种植污染的担忧反成为很微末的问题了。

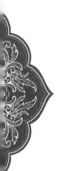

| 第四章 |
将五运六气文化背景讲清楚的人

讲清楚中华文化积淀着中华民族最深沉的精神追求……讲清楚中华优秀传统文化是中华民族的突出优势，是我们最深厚的文化软实力。

——习近平

要真正讲清楚在中医药中蕴涵的中华民族"最深沉的精神追求"，何其难哉！

"五帝三皇神圣事，骗了无涯过客。"毛泽东晚年写下的诗句，道破了人类血与火的历史本质。然而，从另一方面讲，古往今来的无涯过客对三皇五帝文化的研究确实不够。当代能把五运六气宏大邃远的文化背景与三皇五帝文化结合起来研究的人非常罕见，顾植山是其中的一位。

一、伏羲称"天皇"的由来

《易经》曰："易有太极，是生两仪。两仪生四象，四象生八卦。"讨论伏羲文化要从太极图四象开始讲起。四象分别是左青龙、右白虎、南朱鸟、北玄武，是将天赤道的二十八宿分成4个区划而成。"二十八宿"只能产生于各宿沿赤道分布基本均匀的时代。据国家天文台赵永恒等的研究显示，形成二十八宿体系最合理的年代约在公元前5690年至前5570年的120年里。20世纪80年代河南濮阳发现的大约6500年前的西水坡墓葬中，出土了一个用蚌壳堆塑的左龙右虎图案，印证了四象文化出现的时代在约6500年前，这恰是传说中的伏羲时代。四象模式中的苍龙代表东方，古人用大火星的晨（苍龙七宿中的心宿二）来确定一年的开始。春气主生，亦主上升，龙文化反映了我国古人崇尚春气的欣欣向荣的精神追求。

伏羲，是找到天上的"二十八宿"天象并用以标示时间的人，所以称"天皇"。二十八宿的周期是恒星年，与通过测日影的回归年相比，前进了一大步。

顾植山据此得出结论：太极四象和先天八卦，是伏羲文化的标志。

二、惊天发现说神农

为弄清古人的五运六气思想是怎样产生的，顾植山从出土文物入手，对华夏文明的源头进行了深刻思考。2004年，顾植山带队专程到河南濮阳西水坡遗址进行了考察，找到当年参加发掘的濮阳文化局副局长孙德萱，请他帮助还原相关考古发掘现场的细节。

孙德萱告诉顾植山：当时发掘出来的文物除了国家博物馆展示的墓主人和龙虎蚌壳图外，还有4个殉葬的小孩，其中一个残骸经鉴定为10~12岁的小女孩，在墓主人的西边；东边有一个16岁左右的男孩，北边有一个14岁左右的男孩。

为什么年龄最大的男孩在东边，而最小的女孩在西边？读过《周易》的人都知道，东方是震卦，代表长男；西方的卦是兑卦，兑卦象征着少女；坎卦是中男，在北方，在易学中，这是后天八卦的方位，后天八卦世称"文王八卦"，相传是周文王创立的，但这个墓葬的时间是6500年前，顾植山由此断定，把后天八卦说成是周文王的创造是错误的。

西水坡墓葬是6500年前的，正处于神农时期。由此，顾植山认为后天八卦是神农时代的产物，是神农文化的重要标志。

顾植山认为，现在的历史研究太局限于文献，然而传世的文字文献最多也只有3000多年。古人传播思想，在没有文字的远古时期不可能用文字的形式来表达，因此留下来的大多是图案。西水坡遗址就是神农时代的先人留给我们的文化图案。

他认为，伏羲八卦图，乾在上、坤在下，是先天八卦；而西水坡墓葬中殉葬儿童的位置显示的是后天八卦方位，说明后天八卦是晚于伏羲而早于黄帝时代的文化，应该是神农时代的文化模式。周文王据后天八卦而演《周易》，后世便误认为后天八卦为周文王所创，被沿袭称为"文王八卦"至今。

形成后天八卦的基础，是"阴阳离合"的动态太极思想。洛书是动态太极图的数字化表达。阴阳离合运动使先天八卦变为后天八卦。开阖枢三阴三阳和洛书、后天八卦是神农炎帝时代的文化模式。

顾植山对神农文化的丢失倍感痛心。他说，现在人们对神农文化的了解极少，误解很多。有些书上讲神农是刀耕火种的农业社会的创始人，创造的是钻木取火和翻土的农具。曾看到一个神农塑像，一只手拿着木棍钻木取火，另一只手拿着水稻，这是对神农时期文化的极大误解。中国的农业社会要到6000多年以前的神农时期才有吗？河南贾湖遗址距今已有大约9000~7500年，其中农业社会的各个要素已经相当完备。湖南发现了一万五千年前的水稻。由此推论，不是到神农时代才步入农业社会的。

顾植山通过对濮阳西水坡墓葬和三星堆遗址的考察指出，神农时期最重要的文化是把先天八卦变成后天八卦，把河图变成洛书。神农时期的文化符号是南方的九数，朱鸟、九头鸟，所以神农才叫"炎帝"。在文化界，由于这些已成为盲区，所以对于三星堆文明无法解释。神农把代表太阳的离卦从东方转移到南方，说明他们重视南方的太阳，所以洛书中南方的数要取最大的奇数"九"。三星堆出现的大眼睛头像、三只脚的鸟的铜器等，一些人不明白，想当然地提出了"外星文化说""西亚文化说""中华文明西来说"和"甲亢说"等，这些都是因神农文化丢失后产生的极大误解。

顾植山说，懂得神农文化后就能很清楚，为什么面具的眼睛那么大？因为"离为目"，神农用同时代表太阳的离卦作为他的文化符号，所以要突出眼睛。为什么是九头鸟？本来河图南方的成数是7，神农推崇南方的太阳，故把最大的奇数9放到南方。南方朱鸟跟太阳联系起来，所以才出现了太阳中的朱鸟，再联系到9数，就有了"九头鸟"。还有一个最典型的例子：三星堆中有两棵巨大的青铜树，1号树高约384厘米，2号树只有1号树的一半大；有专家称1号树是细柳（图4-1），2号树是扶桑（图4-2），细柳代表日落（其实代表的是中午），扶桑代表东方日出。

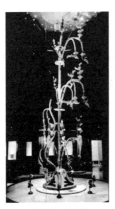

1号青铜神树（细柳，代表日落。树干高约384厘米，通高约396厘米，是2号青铜树的2倍）。

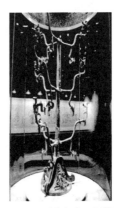

2号青铜神树（扶桑，代表东方日出）。

图4-1 1号青铜神树　　　　　　　　图4-2 2号青铜神树

顾植山据此得出结论：开阖枢六气与后天八卦，是神农文化的标志。

三、人文始祖说黄帝

到黄帝时期，古人找到了一个叫"岁气"的东西。通过对"葭管飞灰"的观察，来寻找自然之中万物运动的共振频率。黄帝的时候有一个大臣叫伶伦，是一个伟大的音乐家，相传为黄帝时代的乐官，他做出了音阶非常标准的十二支乐管，里面装上他能找到的最轻的东西——用芦苇的薄膜烧成的灰。音乐家会感觉到这个自然现象：一把好的琴挂在墙上，没有人去演奏它，到一定的时候它会自己发出声音，正所谓不弹自鸣。自然之中，万事万物都在运动，都在感应，就会发出声音，声音之间会发生共振。我们听得见的声音是十二个音阶，伶伦要去寻找听不见的声音跟听得见的声音的共振关系，结果就发现，自然中间那些听不见的声音，跟我们听得见的十二个音阶在节律上是同步的，是"宇宙同律"的。在冬至点，十二音阶中音调最低的"黄钟"乐管里面的灰会飞出来；再过一段时间，又一个管子里面的灰飞出来了；再过一段时间，又一个管子……如是轮替，十二个管子飞完灰之后，它会再从第一个管子开始。这样就找到了一个时间周期。人们发现，这个时间周期是一个万古不变的律，比观察天上的二十八星宿更准确，所以就用这十二个气的时间长度周期，作为标准来制定历法，由此成为调历。调历因为是黄帝时定下来的，一直沿用至今，所以又叫"黄历"。调历把人们对自然界各种动态周期的认识融入社会生产生活的方方面面，故黄帝被推崇为"人文始祖"。

顾植山认为，中医理论是建立在古代科学的基础上的，专门去研究客观世界的规律，从夸父专门研究太阳的影子找到冬至点、夏至点，这都是科学的实践。古人不断观察自然，这就是科学研究。伶伦从音乐的十二音阶找到时间上的十二律吕，这个是非常标准的科学实验。中医基本原理是科学而不是哲学，总是把阴阳五行、天人合一讲成抽象的哲学，这种状况必须改变。

《三家注史记》载："黄帝使羲和占日，常仪占月，臾区占星气，伶伦造律吕，大挠作甲子，隶首作算数。容成综此六术，而著'调历'。""调历"的关键在"伶伦造律吕"。伶伦用"飞灰候气法"发现十二气。由于"飞灰候气法"难度极大，古人便以天象作为记载乐律的符号，故称"天文"。《说文解字》载："依类象形故谓之文。"古人发现用天文记录比较简单，但也出了一个问题：后来大家都去看天了，顾炎武《日知录》讲"三代以前人人都观天文"，为什么三代以前人人都观天文？看天象就知道到什么气了。我们现在翻看日历，古人没有文字的日历，就看天象。但大家都去看天了以后，候气就没有人去观察了，所以"天文兴，候气废"！

十二气为万古不变的时间单位，故称"律"。十二气纳入六气系统称"六律六吕"。古人用十二律吕"以调气候，以轨星辰"，而不是从天象中得出十二气。中国的"天文学"不同于西方天体学。中国的"天文学"是先有十二气的天文表达，进而产生"十二地支"，十二地支的名称是天象的象形符号。由于十二气是从地下候气测得，故称"地支"。十二地支决定一年的十二气和十二个月，十二律吕与八方的结合，则演变为二十四节气。

以气乐之律定历法，故称"律历"。"律历"是我国先民的伟大发现，是人类的大智慧。六气六律成为我国先人建立各种理论和制度的基础和渊源。《史记》载："王者制事立法，物度轨则，一禀于六律。六律为万事根本。"

我国传统文化崇尚"和"的思想便源于乐律。"乐者，天地之和也"，"和，故百物皆化"，"大乐与天地同和"。

六与五相合，产生六十甲子。以六十甲子为记时符号编成的历法，是五运六气历。顾植山说，东西方"文明"的标准是不同的，西方文明社会的标准主要看重物质生活，中华文明的标准是看重思想境界，具体为对自然界"律"的认知。炎、黄完成了对十二律吕的把握，才开启了华夏文明的时代。

黄帝之历即为"黄历"，它确立了华夏文明的文化核心。

"黄帝考定星历，建立五行"，是说五行由察天象而定时位，故代表五运（五行）的天象有 10 个，其符号称"天干"。"五音建运"，是说五运也合乎乐律。

黄帝时代在五运六气历的基础上，完成了阴阳五行理论的构建。《汉书·艺文志》曰："言阴阳五行，以为黄帝之道也。"六气源自神农炎帝，五行五运完成于黄帝，五运六气构成一个完整体系，此"炎黄"合称之缘由。可以认为，五运六气是炎黄文明的标志性成果。

顾植山据此得出结论：黄帝文化的标志，是十二律吕调历与阴阳五行。

顾植山通过多方面的研究之后，勾画出一幅让人耳目一新的上古"三皇五帝"文化图：伏羲时代找到了二十八宿天象作为标记时间的重要工具，故称"天皇"，其标志性的文化符号是河图、太极图、阴阳两仪、四象、先天八卦，崇尚的是相应于春季和东方的龙文化；春季和东方色青，所以伏羲又称"青帝"。神农时代，通过观察地上各种物象的变化而形成后天八卦和洛书，故称"地皇"，其标志性文化符号是洛书、后天八卦、太阳神、九头鸟，崇尚的是相应于夏季和南方的鸟文化；夏季和南方色赤，故称"炎帝"。黄帝时代，找到了十二律吕，把握了自然动态变化周期亘古不变的"律"，创造了六十甲子，完成了调历的制订，确立了以"六律为万事根本"的思想。黄帝从人类社会生活的需要出发，完善了阴阳五行学说，故称"人皇"；五行学说崇尚中央，中央土色为黄，此"黄帝"名称之由来。

伏羲时代的数是 2、4、8，神农时代是 3、6、9，黄帝时代是 12、5、60。调合以上各个节律编成的历法，称之为调历。

天、地、人"三皇"的划分，不是地位高低的排列，而是从研究的角度出发而论，是在认识上逐级完善提高的。

顾植山总结道，从伏羲四象先天八卦→神农六气后天八卦→黄帝十二律六十甲子，至黄帝时代以律历为标志，一步步完成了对华夏文明基本文化模式的构建。华夏文明的形成过程，经历了伏羲、神农、黄帝三大里程碑，其实这同样是阴阳学说发展的三大里程碑，直到黄帝的时代才发展成熟，所以我们把中华文明的标志定位在黄帝时期。伏羲时期认识到太极生两仪，于是有了阴阳；两仪生四象，对应一年四季；四象生八卦，又生出八方八风等格局，但这还是阴阳的初级模式。到神农的时候有了开阖枢理论，有了"三"，从而产生了六气，形成九数。黄帝的时候，找到了十二律，十二律使六气成了标准的"律"；黄帝又建立了五行学说，"五"跟"六"的结合才产生了六十甲子，才有了沿用至今的"黄历"。从这三大里程碑可以看出，"三皇"的文化沿革非常清楚，并不是不可考的神话。

天、地、人"三皇"不是一个比一个层次低，只是天皇时间最早而已。这样一级一级地发展，到黄帝时期终于达到华夏文明的最高级，所以，我们把黄帝作为华夏文明的精神标志，而不是强调伏羲，不是以《易经》为标志。

四、五帝：历法沿革的五次进展

黄帝、颛顼、帝喾、尧、舜，合称"五帝"（一说五帝中没有黄帝而有白帝少昊，顾植山认为黄帝是"黄历"的奠基者，是"三皇"之一，似不应该再列于五帝，而且五帝应该代表五行，从金德白帝开始到土德的舜恰好是相生的五行。恐怕是西汉尊儒贬法，故去掉了象征刑法的白帝而以黄帝充数）。虽然学术界对黄帝生活的准确年代有不同意见，但比较一致的观点认为至少不会晚于公元前28世纪。从公元前28世纪的黄帝到公元前22世纪的舜，跨度达6个世纪。文献记载，每一位被称为"帝"者，都在历法上有重要作为，故"五帝"很可能是历法的五帝。

颛顼"载时以象天""举动应天时""乃命南正重司天以属神，命火正黎司地以属民"，确立五运六气的司天在泉及"少阴君火"思想。秦献公于公元前366年制订沿用至汉初的历法号称"颛顼历"，说明颛顼在历法上有很大名望。帝喾"顺天之义……历日月而迎送之……其动也时"，是顺应天时，奉天承运；"溉执中而遍天下"则是树立了炎黄文明顺应天时思想的"中军大旗"。尧"乃命羲和,钦若昊天,历象日月星辰,敬授民时"。舜则用北斗记时,"璇玑玉衡,以齐七政",创立了北斗历;"协时月正日,同律度量衡"确定了度量衡的标准都从律管出。《论语》尧曰章云:"尧曰:咨! 尔舜,天之历数在尔躬,允执其中。"

关于"羿射九日"的考证,尤见顾植山在钩沉提要方面功力之深。"羿射九日"的传说,妇孺皆知,从古至今,都认为是指远古时期天气长期大旱,十日并出,英雄羿用箭射下九个太阳拯民于水火之中。顾植山认为,"羿射九日"其实是指修订历法。由于"天自为天,岁自为岁",天象与乐律有岁差,靠天文定时日,可以管一时,时间长了就会出现"天有十日(某天的日期出现十种不同的讲法)"的乱象。"羿射九日",便是指去掉九个不准确的日期,后来却被谬传为射掉天上九个太阳。尧羿以后,夏代又出了个历史人物羿,史称"后羿",《淮南子》误将尧时射日之羿记作"后羿",遂有了更不靠谱的"后羿射日"。

五、大禹推广阴阳五行学说

大禹治水的事迹人尽皆知,但他重新阐述和推广了阴阳五行学说之事却不为今人所知。大禹传承了炎黄文化,对中国社会和中华文化的发展产生了极为深远的影响。

《尚书·禹贡》将大禹的功绩总结为:"朔南暨声教讫于四海。"大禹传播"讫于四海"的"声教"是什么呢? 据《尚书·洪范》记载:"鲧陻洪水,汩陈其五行……彝伦攸斁,鲧则殛死。禹乃嗣兴,天乃锡禹洪范九畴,彝伦攸叙。初一曰五行……"突出了禹对五行("阴阳五行"的总称)思想的发扬。大禹首先在思想上重新阐述了五行,使"彝伦攸叙",才完成了治水和建国的大业。

夏代将"五行"列为九条建国大纲的首要之纲,实即总纲,谁不遵守五行,就是大逆不道,受到诛伐。《尚书·甘誓》是记载夏启讨伐有扈氏的一篇檄文,列举有扈氏的罪名就是"威侮五行,怠弃三正"。相传大禹治水时,在今洛阳西洛宁县洛河中发现了背驮"洛书"的神龟,"禹遂因而第之以成九类常道"。《汉书》引刘歆云:"伏羲氏继天而王,受河图则而画之,八卦是也;禹治洪水,锡洛书,法而陈之,《洪范》是也。"《尚书·洪范》所论五行、五事、五纪、五福及三德、六极、八政等内容,反映了华夏文明中阴阳五行的丰富内涵。

上古文字尚未成熟,将某种理念制成图刻画在龟板上以传给后世,是史前先人们常用的方法。古代文献上屡有"元龟衔符""元龟负书出""大龟负图"等记载，《黄帝内经》中也多处讲到"著之玉版"，近现代史学家多把这些视为荒诞传说，但后来考古出土的文物一再证明，古代确有其物。1987年，安徽含山县凌家滩遗址就出土了一只距今约5300年的玉龟，与玉龟一起的还有一个刻有图案的玉片。

夏、商、周三族起源与兴起的地区不同，祖先来源各异，但商、周两族都认为其祖先起源与兴起的地域是"禹绩"，即在由大禹奠定的夏文化疆域之中。周人以夏文化继承者自居，称其兴起的西土为"有夏""区夏""时夏"，称原商朝统治中心地区为"东夏"，所封诸侯号为"诸夏"，由此形成了民族的称谓——"华夏"。继承夏文化的人，又都认同是炎黄裔胄，因为历法的源头都是"黄历"。故农历至今仍称"黄历"或"夏历"。

六、中医药工作者必须确立中华传统文化信仰

中医药文化是中华民族优秀传统文化的集中体现，中医药的继承复兴，首先是对中医药文化的继承和复兴，中医之魂是中华文化之魂的展现。《黄帝内经》的文化基础，在于黄帝时期发展成熟的阴阳五行思想，其"大道之源"是上古太极阴阳之理的"易象"，这既是中医学思想之魂，也是中华文明中其他各学术流派共同的"魂"。而五运六气学说是中医学中综合天文、历法、物候、气象等多学科知识，全面运用阴阳五行、天人合一和开阖枢理论的最高层次的学说。

顾植山坚定地认为，作为一个中医药工作者，必须确立对中华传统文化的信仰。有了这个信仰，发掘和创新才有可能。将被湮没的传统文化进行发掘，就是创新；将被后人曲解的中医药理论重新解读，修正现行错误模型，就是创新，而且是首要的、更重要的创新。中医药理论植根于中华民族传统文化的土壤之中，近现代学术界热于以现代科学理念研究中医药，使得中医学与中华民族的优秀传统文化产生了背离。

在多年来对中华文化源头考察研究的过程中，顾植山常常对时下历史和文化的虚无主义倾向提出尖锐的批评。他说，历史并不都会有文字记载，先秦有文字记载的文献能流传下来的也是万不及一。若拘泥于支离破碎的文献，便只能描绘出支离破碎的历史。他强调，研究历史要学会读无字之书。孔子曰："天何言哉！四时行焉，百物生焉。天何言哉！"中医经典《黄帝内经》植根于黄帝文

化，《黄帝内经》中的五运六气学说，传承发挥了炎黄文明的五六之律，凝聚了黄帝时代的文化精粹，堪称黄帝文化的"活化石"。

顾植山讲了《庄子》"赤水遗珠"的故事："黄帝游乎赤水之北……遗其玄珠，使知索之而不得，使离朱索之而不得，使吃诟索之而不得也。乃使象罔，象罔得之。"就是说，用"知""离朱"和"吃诟"等一般寻找知识的方法不行时，需要考虑用"象罔"的方法去"索珠"。对于太极、河图、洛书这样的上古思想的研究，更要跳出以文献证文献的窠臼。

有学者推荐梁启超列举的五类137种和"最低限度之必读书目"25种文史类书目，作为传统文化的代表号召中医去攻读，认为熟读了这些书，"就能真正准确、全面地理解中医"。用意固然不错，俗云"秀才学医，笼中捉鸡"，其他文化书读多了，肯定对学习中医有用。但顾植山认为，关键要看学习的方法。试看梁启超先生，既不信中医，又竭力排斥阴阳五行；在近现代的文化名人中，类似梁启超先生那样的饱学之士却反对中医、乱批阴阳五行者并不鲜见。

清代乾嘉以来研究国学的学者，大多偏重于对文献的文字考据。文献固然是传播知识的主要载体，但"文不尽言，言不尽意"，前人强调做学问要有悟性，要从无字处下功夫，学经典尤其如此。再说历代文献散佚严重，先秦文献能流传下来的已是"百不及一"，原文献就只有出土文物了，研究古代学术思想仅据现存文献考证自然局限性很大。近代疑古派们在古史考证上的一大弊端就在于以古书论古书，不能跳出书本内学问的圈子，故考据虽精，结论多错。他们把中华五千年的文明史腰斩一半，什么都从春秋战国开始讲。

因此，读文史书要摆正其与中医经典的位置，分清主客关系。对中医来说，《黄帝内经》是主，文史书是"他山之石"，不要轻易用某些文史书的观点去乱解《黄帝内经》。有时《黄帝内经》的讲法与其他文史书不一样，本来《黄帝内经》的观点是正确的，而有些文史书错了，可以通过《黄帝内经》去纠正其他书的错误，例如对"天不足西北，地不满东南"的理解，《淮南子》的地理说就有问题。

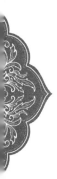

| 第五章 |
现代中医疫病预测的开拓者

防疫于未疫，这是自古以来治国和为医者最大的理想，也是天下众生最大的梦想。

公元前430~前427年，雅典发生大瘟疫，近1/2人口死亡。

1348~1351年，第二次世界性鼠疫大流行，史称"黑死病"。欧洲有约一半人丧生。

1894年至20世纪30年代，第三次世界性鼠疫大流行。波及亚洲、欧洲、美洲、非洲和澳大利亚的60多个国家，死亡逾千万人。

1918~1919年，西班牙流感蔓延全球，5000万到1亿人死于此疫。

如今，疟疾仍在非洲撒哈拉沙漠以南地区肆虐，每年夺去100多万人的生命。

中华民族历史上，也遭受过多次疫病的荼毒。

据《中国救荒史》一书中的不完全统计，历代发生疫灾的次数为：秦汉时期13次，三国两晋时期17次，南北朝时期17次，隋唐五代时期17次，两宋金元时期32次，明代64次，清代74次。

医圣张仲景在其《伤寒论》自序中，曾痛陈疫病为害之烈及发愤著书的心路历程："余宗族素多，向余二百，建安纪年以来，犹未十稔，其死亡者，三分有二，伤寒十居其七。感往昔之沦丧，伤横夭之莫救，乃勤求古训，博采众方。"

一、对疫病理论三大贡献

在顾植山之前，中医理论界一般认可《黄帝内经》中运气七篇大论的内容，却不认可两个遗篇的内容。顾植山燃犀而照，目光如炬，洞烛幽微，通过深入研究两个遗篇，将其理论应用于预测实践，展示了五运六气的疫情预测功能和无可替代的价值。顾植山对中医疫病理论主要有三大贡献：

一是首次阐明"三年化疫"论，并运用于疫病预测。"三年化疫"之论出于《素问》遗篇。对《素问》的两个遗篇，因有学者认为出自唐宋时他人伪托而不与《黄帝内经》同等看待，故《黄帝内经》的注本常舍此两篇不注；一些影响较大的研究五运六气的专著，也都未讲遗篇。顾植山认为，运气七篇大论主要讲的是六十年运气的一般规律，以时气和常气为主；而两个遗篇重点讨论的是运气的不正常状态，两者结合，才是较完整的运气学说。研究疫病的发生规律及防治，更要重视《素问》遗篇中的有关论述。为纠正学界对《素问》遗篇的偏见，顾植山先后发表2篇论文：《从SRAS看〈素问遗篇〉对疫病发生规律的认识》和《重评〈黄帝内经素问遗篇〉》。

二是揭示了"伏燥说"。SARS患者的证候寒热错杂，燥湿相间，传变不按一般温病的卫气营血或三焦规律，使许多人在辨证时感到迷茫。

运气学说的观点认为："疫毒借时气而入侵，得伏气而鸱张。"顾植山从运气的角度分析，三年前的庚辰年刚柔失守产生的"燥"和"热"是伏气，因伏邪直中三阴，故初起即见内热肺燥证象，发病急暴；癸未年的升降失常及二之气的"寒雨数至"造成的"寒"和"湿"则是时气，由疫毒时气引动伏气，燥、热伏郁于内，寒、湿侵淫于外，伏气和时气的交互作用，导致了SARS内燥外湿、内热外寒的病机证候特征。晚清名医薛福辰认为：凡病内无伏气，病必不重；重病皆新邪引发伏邪者也。故SARS的燥热与湿寒相较，应以燥热为重。

顾植山将收集到的SARS病例的临床症状做了运气特点分析，所收资料包括中国中医科学院广安门医院用中医药治疗的42例及国家中医药管理局编的《中医药防治SARS学术交流专辑》中有早期症状描述的全部11组病例资料。对其证候的五运分类，主要依据《黄帝内经》病机十九条和刘完素《素问玄机原病式》，大致为：热火类——发热、战栗、烦躁、痰中带血、咽喉肿痛、吐黄浓痰、斑疹、小便短赤、苔黄；湿土类——恶心呕吐、腹泻、脘腹胀满、头身重、食欲不振、浮肿、苔腻；燥金类——胸满、气促、重度乏力、口咽干燥、干咳、咳痰不爽、肢麻、大便干、舌干红；寒水类——畏风寒、形寒肢冷、吐痰清稀、面唇发绀、小便清长、流清涕、身痛如杖、脉紧迟沉、恐惧、苔薄白；风木类——眩晕、抽风等。

统计结果显示：燥金类症状所占比例最大，为49.6%，其次为热火类37.0%，其他依次为湿土类9.6%，寒水类3.7%，风木类0%。这一统计结果与运气理论分析完全吻合。尽管对有些症状的五运属性可能存在不同理解，但如此大的数据差别表达的意义还是很明显的。SARS兼湿者的舌象为舌质多红，苔虽厚腻而又每见裂纹，即是内燥外湿相兼的表现。

《黄帝内经》病机十九条为何没有提及"燥"？顾植山认为"燥"隐含在了"诸气膹郁"和"诸痿喘呕"之中。对于"伏气之燥"的忽视，是中医疫病病机研究的一个严重缺陷。其实，刘完素早在《素问玄机原病式》中就做出提示："诸气膹郁病痿，皆属肺金。"又云："筋缓者，燥之甚也。"指出了急性外感的乏力症状与肺燥的关系。喻嘉言的《医门法律》也讲得很明白："病机之诸气膹郁，皆属于肺；诸痿喘呕，皆属于上。二条明指燥病言矣。""肺气膹郁，痿喘呕咳，皆伤燥之剧病。""惟肺燥甚，则肺叶痿而不用，肺气逆而喘鸣，食难过膈而呕出。三者皆燥证之极者也。""诸气膹郁之属于肺者，属于肺之燥，非属于肺之湿也。"

大凡伏气皆病发于里，故早期可见正虚阴伤。SARS早期即出现极度乏力，恰是伏燥伤肺的重要指征。一般将乏力归为热伤气津，但SARS患者多为青壮年，有些患者早期出现极度乏力时，发热时间并不长，亦无大汗，若云热伤气津，于理不通。

顾植山提出了"伏燥"的治则：由于SARS是内燥外湿，最难调治，如何处理好润燥与化湿的矛盾，是问题的关键。伏燥伤津尤烈，治疗时当步步顾护阴津。特别在用药方面，退热时的辛散发汗、攻毒时的苦寒重剂、补虚时的滋腻厚味，均须避忌。

三是首提用"三虚致疫论"防治疫病。对于疫病的病因，《素问》的两个遗篇提出了"三虚"说：天虚、人虚、邪虚。天虚是自然变化节律的失常，人虚是人群抗病能力的不足，邪虚是直接致病原的侵犯。"三虚"致疫说，较为完整地指出了产生疫病的三大因素。

"人气不足，天气如虚……邪鬼干人，致有夭亡……一脏不足，又会天虚，感邪之至也。""天虚而人虚也，神游失守其位，即有五尸鬼干人，令人暴亡也。"

所谓"邪鬼""五尸鬼"，在《黄帝内经》中又称为"虚邪贼风"，相当于西医学的致病微生物，而致病微生物侵犯人体，中医学认为需要具备另外两个条件："天虚"和"人虚"。

人和自然都是不断运动变化的物体。人与自然的运动变化，都是有一定节律的，《黄帝内经》总结了自然的周期性变化规律，创立了五运六气学说。《素问》遗篇是讲五运六气的专篇，故文中讲的"天虚"，主要指五运六气的失常。

近现代中医对疫病病因的研究相对较少，特别是从五运六气角度研究疫病病因者更是寥若晨星。很多人认为西医对流行性传染病的病因认识已较清楚，再从中医病因学的角度去研究似乎已无多大意义，故在目前的一些中医著作中，重视直接致病原而淡化自然"六气"的倾向较为突出。有些教科书和温病学著作为了与西医传染病的病因学靠拢，直接把疫病病因称为"温热病毒"，认为"发生温病的主要原因并不是四时的气候变化，而是某种特定的'邪毒'。""邪毒"在这里已成为细菌、病毒等致病微生物的代称，这是试图用西医的病因学来替代中医的疫病病因理论。

顾植山认为，明确病因是中医辨证论治的基础。对疫病来说，不能正确把握"六气"病因，就难以在辨证论治中体现天人相应的中医本色。按照西医的病因观寻找直接对付致病原的方药，就会失去中医药的治疫特色。

致病微生物会不断变异，新的致病微生物会不断产生。所以在疫病的防治问题上，如果仅仅盯住致病微生物，就会造成总是跟在致病微生物后面跑的被动局面。事实启示我们：在疫病的病因问题上，只讲致病微生物是远远不够的，人体的抗病能力，致病微生物的传染力和生物学特性，都受制于自然大环境的变化条件。运用五运六气理论，把握好疫病的发生发展规律，才能在与致病微生物的斗争中变被动为主动。

二、担纲国家预测课题不负使命，屡测屡验

2002~2003年，SARS疫情的暴发，给人们带来了灾难，也给中医学和五运六气学说带来了考验和机遇。

过去一些医家对运气学说之所以质疑，焦点在于其对疫病的预测功能上。现在疫病来了，按照运气学说能有所预测和预见吗？顾植山在其《疫病钩沉》一书中明确指出："（2003年下半年）像上半年那样的大规模流行不会再出现，下半年完全不具备运气致疫条件。"实际情况也是，在2003年下半年一个SARS病例都没有。

《疫病钩沉》问世以后，一些学术期刊纷纷刊出顾植山从五运六气角度谈SARS疫情的论文：《"三年化疫"说"非典"》《〈内经〉运气学说与疫病预测》《从SARS看五运六气与疫病的关系》，先后在《中医基础医学杂志》《中医药临床杂志》《江西中医药大学学报》发表，一时间成为全国关注的热点和话题。

顾植山运用运气理论对SARS后期疫情的预测，引起了国家中医药管理局有关领导的高度重视。2004年3月，国家中医药管理局启动"运用五运六气理论预测疫病流行的研究"特别专项课题，由顾植山负责组建课题组，安徽中医学院（现安徽中医药大学）、中国中医研究院（现中国中医科学院）中医基础理论研究所、中国科学技术大学（简称"中科大"）、北京中医药大学、广州中医药大学、中国中医研究院广安门医院等单位的10多名专家参加了课题研究。

听说顾植山要领衔做疫病预测的研究，有好心的朋友劝告顾植山：千万别掺

和这事。疫病预测是世界性难题，五运六气又是争议较多的学说，这种史无前例的事谁都没底。预测可不是别的科研项目，结果是立马要见分晓的，风险太大，搞不好会身败名裂。但顾植山毫不动摇，他觉得五运六气作为中医学中精华的内容，如果不把它弘扬光大就愧对我们的先祖。因而毅然接受了这一任务。

2004年4月，课题刚启动，考验就来了。安徽一位研究生在中国疾病预防控制中心实验室感染了病毒，在北京和安徽两地也出现了SARS病例。4月21日病例见报，22日课题组接到通知要对疫情做分析预测。顾植山在24日上报的预测报告中明确指出：目前发生的SARS病例"只是散在发生而已，不必担心会有大流行"。

紧接着，顾植山在5月中旬做出了对2004年下半年疫情的分析预测，认为2004年下半年"不具备发生大疫的运气条件，即使有人为输入性因素发生疫情，也不会引起大的蔓延"。

2004年12月，顾植山在《对2005年疫情的五运六气分析报告》中提出预测：2005年是疫情多发年，会有疫情出现；疫情规模一般，可无大碍；疫情规模虽不大，但可能死亡率较高。三之气后需适当注意疟疾一类传染病；若气候"湿而热蒸"，需注意肠道传染病。此结果很快被卫生部（现国家卫生健康委员会）发布的2005年7月份疫情报告所验证：霍乱67例，较去年同期上升了2.5倍；流行性乙型脑炎1690例，较去年同期上升28.32%。并且还发生了猪链球菌病和人间皮肤炭疽暴发疫情，部分地区出现了少见的鼠疫病例。

2005年9月29日，世卫组织某负责人就人感染高致病性禽流感发出警告："500万到1.5亿人将会丧生！"引起全球性恐慌情绪。顾植山在2005年11月12日做出书面预测报告："今冬明春属疫情多发期，发生小疫情可能性极大，但不必担心有大疫情。至明年（2006年）二之气（3~5月份）后可较乐观。"实际情况再次验证了五运六气的预测是准确的。

顾植山课题组对2004~2006年三年的疫情先后做了7次预测报告。课题结题时，专家组的验收意见是："所做数次预测与以后发生的实际情况基本一致，初步证明了五运六气学说在疫病预测方面具有一定准确性，为重新评价运气学说提供了重要依据。""课题组在预测方法学上从多因子综合和动态变化的角度辩证地进行疫情分析预测，态度是科学的、客观的，方法是先进的。"

2008年8月，第29届奥运会在北京召开。年初之时，世界卫生组织发出预警，要求各国必须做好应对新一波大流感的准备。是年4月份，国家有关部门人员向顾植山咨询，顾植山说："奥运会期间无疫情。"

因为有上述特别专项课题的预测成果，2008年启动国家科技特别专项时，"中医疫病预测预警方法研究"被列为国家"十一五"科技重大专项子课题，仍由顾植山负责。

2009年3月5日，顾植山在"十一五"重大专项启动会当天，就上报了《2009年需加强对疫情的警惕》的预测预警报告，认为"2009年是疫病多发年"。3月24日提交了第二次预测预警报告："今年发生疫情的可能极大，规模可达中等。"报告分析了2009年疫情与2003年SARS疫情的区别："疫情的强度应比2003年轻，但在下半年还将延续。"3月下旬，出现了较严重的手足口病疫情，有关方面发出警告，认为手足口病在5~7月还将出现高峰。顾植山在4月13日上报的第三次预测预警报告中认为："5月后手足口病可望缓解，不必担心5~7月会再出现高峰。"并在有关会议上提出：进入5月后，随着运气条件改变，手足口病消退，2009年的主疫情暴发。事实果如所测。

"十二五"期间，顾植山继续承担中医疫病预测国家科技重大专项课题。

2013年出现的H7N9疫情，4月2日首见报道，顾植山在4月4日的分析报告中判断："当前出现的H7N9禽流感属于节段性运气失常。""节段性运气失常引发的疫情多为小疫，因此，H7N9禽流感发展成SARS那样的大疫情可能性不大。风性的疫病一般来得快去得快，持续时间也不会太长。"4月中旬疫情最紧张时，顾植山又在4月17日做了进一步分析，指出："5月5日是立夏，立夏后的运气将有所转变，可期望出现疫情消退的转折点。"2013年的H7N9疫情在5月上旬如期消退。

2014年初，H7N9流感疫情再次发生，发病患者数超过2013年。课题组在1月9日的报告《对当前疫情及中医药防治原则的几点看法》中，对疫情规模的判断维持了"小疫情"的预测意见，又在2月10日的报告《对2014年疫情的预测报告》中进一步判断："甲午年的运气已经迁正行令"，春节后的寒潮"对H7N9疫情的消退则是有利变化，故预计H7N9疫情将趋缓"。以后的疫情变化再次验证了这一预测。

顾植山从预测SARS到禽流感、手足口病、甲流、H7N9，可谓屡测屡验，显示了运气学说对疫病预测预警的意义和价值。

三、疫病预测是世界性难题

运气学说是中医理论最艰深难懂的部分，大家对其预测和临床诊治的作用多持观望态度，甚至一度被长期搁置和否定。社会上亦常有人用运气进行疫病预测，但准确性似乎并不高，有时还蒙上一层神秘色彩。

"五运六气不就是用天干地支进行推算吗？"有记者曾这样问顾植山。

"天干地支推算的是五运六气的常位，但运气有常有变，不是都按常位走的。'时有常位而气无必也！'"顾植山引用《黄帝内经》的经文作答。

五运六气学说的精华是看动态变化。运气不是固定、封闭、机械的循环周期。假如仅凭天干地支就可推算预测，做个运算软件就可搞定，岂不是人人都能预测了。当然，常位推算的方法还是要掌握的，知常才能达变。

顾植山不同意以运气学说简单比拟西方的医学气象学。顾植山说，比如医学气象学认为22℃左右最适宜人体，但假如把已经适应四季交替的人放入这种恒温的环境中，要不了多长时间，免疫力和体质就会下降。运气学说强调的是"当其时则正，非其时则邪"，22℃在春秋季节也许是最舒服的，但在温带地区，若夏天老是22℃，庄稼就不行了，五谷不结。若冬天老是22℃，就太暖和了，第二年庄稼就要闹虫灾，人间就要发生瘟疫。

一年四季二十四节气，该冷就要冷，该热就要热，这才是真正的风调雨顺。推之于人，只要按春生、夏长、秋收、冬藏的规律生活，就会健康。但大自然并不完全按常规出牌，总会出现一些异气。《伤寒论》讲，"非其时而有其气"，这就是"疫气"。前人已经观察到，不正常的气候产生疫病，但不一定马上就发生，而是经常要"潜伏"一段时间，在其后适合的条件下暴发。

比如，SARS疫情就应验了《黄帝内经》"三年化疫"之说。2003年，可怕的SARS疫情给我们留下的印象太深刻了。顾植山说，按照运气理论，SARS疫情居然与三年前的运气有关！

《素问·刺法论篇》谓："假令庚辰，刚柔失守……如此则天运化易，三年变大疫。"《素问·本病论篇》谓："假令庚辰阳年太过……虽交得庚辰年也，阳明犹尚治天……火胜热化，水复寒刑。此乙庚失守，其后三年化成金疫也，速至壬午，徐至癸未，金疫至也。"也就是说，假若庚辰年先是比较燥，又比较热，然后下半年出现"水复寒刑"（气温偏低），这样的气候成为"刚柔失守"，此后快则第二年，慢则第三年，很容易流行金疫——肺系烈性传染病。

2000年（庚辰年）的气候恰是如此。据水利部2000年水资源公报："我国……造成严重干旱，北方一些大中城市出现了新中国成立以来最为严峻的缺水局面。"又据涵盖黄河和长江流域的10城市气象资料显示：2000年上半年的气温明显高于新中国成立后47年和近10年的平均值，而11月平均气温又是30年来最低。说明2000年的气候完全符合《黄帝内经》描述的"刚柔失守"。

虽然顾植山在2000年时就曾注意到这些描述，但"三年化疫"的情况以前没见到过，心里也没有底。2003年SARS疫情一发生，顾植山马上明白过来了。历史上一定发生过类似的情况，古人不会骗我们，关键是我们要读得懂。考之历史，顾植山又发现，历史上许多重大疫情都和"三年化疫"有关。但三年时间很长，60年的周期更长，不容易让人持续联想和观察。

没有金刚钻，揽不得瓷器活。顾植山坦率地说，运气预测疫病必须讲究科学方法。不仅要吃透《黄帝内经》五运六气疫病预测的精髓，更要把握其方法，而且还要在重视观察实时气象的同时，能综合天象、历史疫情、物候等各方面因素进行判断。如果仅仅摘用《黄帝内经》中的片言只语就去搞预测，"被打脸"是必然的。一些社会上所谓的五运六气预测，像这一类胶柱鼓瑟的居多，并不可取。

《黄帝内经》指出：五运六气有常、有变，有未至而至，有至而未至，有至而太过，有至而不及，有胜气、复气之异，有升降失常之变，所谓"时有常位，而气无必也"。若把五运六气看作六十干支的简单循环周期，仅据天干地支就去推算预测某年某时的气候和疾病，这样的机械推算显然是不科学的。《素问·五运行大论篇》强调"不以数推，以象之谓也"。若单从天干地支去推算，就是"数推"。

顾植山举例说，2000年是庚辰年，那年气候燥热，会不会引起疫情？先要看该年的常位是什么。庚辰年的司天之气是太阳寒水司天，正常情况下气温应偏低。实际气温不低反高，不是五运六气的规律不正确，而是表明该年出现的是不正常运气，《素问》遗篇讲这是"升降失常"，上一年的司天阳明燥金未退位，该年的司天太阳寒水未迁正。按照阴阳五行的动态变化规律，下半年易出现"水复寒刑"，果然该年11月份的月平均气温为三十年来的最低值。也正因为该年的运气属刚柔失守的异气，所以才有"三年化疫"的变化，导致2003年的"金疫"

大流行。

顾植山还指出，气象数据与运气不是一种简单的对应关系。譬如，同样是夏天湿热，2004年夏天的湿热是正常运气，故不易发生疫情；而2005年夏天的湿热则是不正常运气，就容易发生疫情了。可见，运气学说注重的是各运气因子间的组合序位及相互关系，而不是单一的气象数据。《黄帝内经》提出的原则是"非其位则邪，当其位则正"，衡量当时不当时的标准，就需要比较五运六气的常位。

大疫多由异气造成，故对疫病预测来说，分析不正常运气的状态比六十年常规时位的推算更为重要。通过五运六气进行预测，就是根据天气运行变化的象态，判断其有否乖戾及乖戾的程度，从而预测疫情发生的可能性和变化趋势。

SARS疫情暴发之初，一些"指南"上讲的是"风温""春温"，要求按卫气营血和三焦进行辨证施治。但临床看到的既不是风温、春温，也没有按卫气营血和三焦传变，患者的证候寒热错杂、燥湿相间，中医病机怎么分析？有主热毒的，有主寒湿的，一时间众说纷纭，莫衷一是。在疫病面前，不通五运六气，将会无所适从，有盲人骑瞎马之虞；而懂得五运六气，则可以处险不乱，如临阵大将自有决断。1956年夏北京地区发生乙脑疫情，用1954年甲午年石家庄治乙脑时的白虎汤和1955年的苍术白虎汤都不灵了。蒲辅周老先生根据五运六气推算，1956年是丙申年，寒水太过之年，北京下雨又比较多，蒲老遂改用通阳利湿的方药取效，使许多垂危患者起死回生。据蒲辅周先生弟子、国医大师薛伯寿后来的总结，蒲老在治疗温病的原则上，始终把"明其天候，必先岁气"放在第一位。

从运气学说的角度分析，庚辰年刚柔失守产生的"燥"和"热"是伏气，癸未年的"寒"和"湿"则是时气，由疫毒时气引动伏气，燥、热郁于内，寒、湿淫于外，伏气和时气的交互作用，导致了SARS内燥外湿、内热外寒的病机证候特征。

顾植山发掘了前人文献中有关伏燥的论述，发表了《伏燥论——对SARS病机的五运六气分析》和《运气学说对中医药辨治SARS的启示》2篇论文，并作为第三届国际传统医药大会优秀论文在大会上进行了宣讲。

顾植山注重对疫病病因的全方位把握。他发现，西医注重的是直接致病原，对SARS而言就是冠状病毒。但冠状病毒不是2002年才有的，为什么2003年5月下旬人们并没有把冠状病毒消灭掉，SARS疫情就缓解了？西医的病因理论显然对此无法解释。而中医理论是"天、人、邪"三虚致疫，这比西医单一的致病微生物理论要全面得多。"天虚"是五运六气出现了乖戾，是自然大环境出了问题。

顾植山强调三虚致疫，对疫病防治的启示很大：人体的抗病能力、致病微生物的传染力和生物学特性，都受制于自然大环境的变化条件。中医"天、人、邪"三虚致疫学说，是对西医学流行性传染病病因学的必要补充和重大突破。老是被动地跟在致病微生物后面跑，绝不是解决问题的最佳方案。若能充分运用五运六气理论，把握疫病的发生发展规律，在与致病微生物的斗争中，就可以发挥中医治未病的优势，变被动为主动。

只有对古代文献穷根究底、探赜发微，才能得出前人未发之正见。顾植山指出，《黄帝内经》里讲的"三虚"之"虚"，不是"弱"的意思，而是指有空隙，不和谐。就2009年的甲型流感疫情来说，世界卫生组织一再强调老弱病幼、孕妇等人群要加强预防，可事实上反而是身体最强健的青少年发病最多。为什么？2009年的运气特点是寒湿，在寒湿之年不注意避寒保暖就会产生"虚"。试看雪糕、冰激凌都是青少年吃得多，老幼病弱者吃得少，因此得甲型流感者以青少年居多就顺理成章了；美国人最爱吃冰块，得甲型流感多也就可以理解了。中医讲"邪之所凑，其气必虚"。把防疫的重点定位在防"弱"，而不是防"虚"，这就错了。

四、一篇科普文章揭示"端午防疫节"

我们过了几千年的汉族传统节日端午节，内涵其实是"防疫节"。顾植山发表在多家医药卫生媒体并被广为传播的一篇科普文章，论证了端午节是中国古代的防疫节，展示了其学术视野的广阔。

作为我国四大传统节日之一的端午节，关于其由来的传说很多，影响最大的是纪念屈原说。但端午节的起源在时间上远早于屈原。端午节的主要民俗大多是围绕卫生健身、驱毒辟邪展开的，可见，其最初并非是为了纪念伟大诗人屈原。《夏小正》谓五月五日"蓄兰，为沐浴也"。而《夏小正》相传是夏代遗书。据国家夏商周断代工程的研究结论，《夏小正》中描述的天象物候与夏代在时间上是吻合的；再据《史记·夏本纪》所述"孔子正夏时，学者多传《夏小正》"，可见此书至少在早于屈原200多年前的孔子时代就已经开始流传了。屈原的《九歌·云中君》中，有"浴兰汤兮沐芳"之句，也可见《夏小正》记载的五月初五兰汤沐洗的风俗，早在屈原在世时就已存在。

著名学者闻一多先生考证，端午节起源于古代南方吴越民族的图腾祭祀活动，远在屈原之前。

纪念屈原说最早出自南朝梁代吴均的《续齐谐记》和宗懔的《荆楚岁时记》。《续齐谐记》云："屈原五月五日投汨罗而死，楚人哀之。每至此日，竹筒贮米，投水祭之。汉建武中，长沙欧回，白日忽见一人，自称三闾大夫，谓曰：'君当见祭，甚善。但常所遗，苦蛟龙所窃。今若有惠，可以楝树叶塞其上，以五彩丝缚之。此二物，蛟龙所惮也。'回依其言。世人作粽，并带五色丝及楝叶，皆汨罗之遗风也。"此显系后人所编故事。从屈原绝命之作《九章·怀沙》中"滔滔孟夏兮"句推断，屈原投汨罗江的时间似应早于端午日（端午也称"仲夏"），故五月五日投汨罗江之说在时间上也有疑问。

《荆楚岁时记》把吃粽子写在了夏至日的活动中，而隋代杜台卿的《玉烛宝典》又把竞渡划入夏至日的活动中，可见这两项活动在那时还没有固定在端午节进行。

人们在端午日纪念一些忠烈人物，似为我国古代较普遍的民俗，纪念的人物也不仅是屈原，还有许多其他的人物和故事。例如《清嘉录》中记吴地竞渡，是源于纪念伍子胥，苏州因此有端午祭伍子胥之旧习；浙江一带则曾盛行在端午节纪念越王勾践，这是早于屈原的人物。屈原之后又有在端午日纪念马援（东汉广西人）、曹娥（东汉浙江人）、戚继光（明代福建人）及近代女民主革命家秋瑾（浙江人）等活动的流行。

端午节虽不起源于屈原，但由于屈原的爱国精神、人格魅力和感人诗作深入人心，把纪念屈原融入端午节的活动中，无疑丰富了节日的内容，产生了很好的影响。闻一多先生在指出端午节不是源于纪念屈原的同时，也肯定了把端午节与纪念屈原联系起来在文化教育方面的意义。他在《端午的历史教育》一文中说："是谁先撒的谎，说端午节起于纪念屈原？我佩服他那无上的智慧！"

顾植山认为，闻一多先生仅依据赛龙舟和吃粽子两项活动考证端午节起于古吴越对龙图腾的祭祀，似欠全面。《夏小正》记载端午日的活动是采药、蓄兰、沐浴，端午节更多的风俗与禳毒避疫有关。先秦时代，普遍认为五月是毒月，《吕氏春秋·仲夏记》规定人们在五月要禁欲、斋戒。五月初五又是恶日，《史记·孟尝君列传》记载：孟尝君田文在五月初五出生，他的父亲田婴打算把他丢弃，因为田婴相信五月初五出生的人"将不利其父母"的迷信传说（孟尝君也早于屈原）。东汉应劭的《风俗通义》有"俗说五月五日生子，男害父，女害母"之说；东晋大将王镇恶在五月初五出生，其祖父便给他取名为"镇恶"；宋徽宗赵佶在五月初五出生，故从小被寄养在宫外。可见，古人以五月初五为恶日，是普遍现象。

究其原因，端午时值农历五月仲夏，各种蛇虫都出来活动，所谓"五毒并出"（五毒指蝎、蛇、蜈蚣、壁虎、蟾蜍，也是容易发生疫疠流行的季节，因此，古人把它看成毒月恶日。古人端午节有在屋中贴"五毒图"的民俗：以红纸印画五种毒物，再用五根针刺于五毒之上，寓意将毒虫刺死，除害免灾。

由于是防疫节，端午节期间的养生规则便被确定，也以安息静养为主。《礼记·月令》："（仲夏）阴阳争，死生分，君子斋戒……止声色……节嗜欲。"

顾植山建议，可以借鉴端午节作为防疫节的历史文化遗产，考虑设立一个防疫节（融会于传统节日之中），以利于中医防疫知识和文化的普及。

第六章
创立五运六气临床应用体系

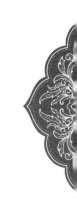

老子曰：人法地，地法天，天法道，道法自然。

《中庸》云：天命之谓性，率性之谓道，修道之谓教。道也者，不可须臾离也，可离非道也。

明代大医家王肯堂晚年说："运气之说，为审证之捷法，疗病之秘钥。"

清代江南大医叶天士名满天下。叶氏有一则医案——一片桐叶治难产。顾植山说，一片梧桐叶为何能起到催生的作用？这就是用的五运六气理论。一叶落而知天下秋，叶天士为那位难产的孕妇开出此方的时间，恰是立秋之日。一片桐叶治难产，表面上看是术，背后却是大道——五运六气之道。

再好的理论不应用于临床，也是镜花水月；再好的临床技术，最终也要落实到疗效上，疗效就是硬道理，疗效就是唯一的标准。

就中医药学而言，只有"理、法、方、药"四大要素完备，才具有临床应用的现代科学价值。一些中医，仅仅在方药方面用力，积之年久，也可以小有所成，但由于理法不明，知其然不知其所以然，或暗合偶中，终不能成为大家，也在病患心中建立不起发自内心的信任。有些中医，于理法执偏执之见，自己先就不通，兼之方药之学粗疏不精，也必然误人误己。

一些攻击中医的人老拿中医是不是科学说事。什么是科学？有疗效、可重复，就是科学。

五运六气不是玄学，不是哲学，不是大而无当、大而无用的屠龙之技，而是可以运用于临床、显效于临床的济人之术。顾植山认识到，光靠发论文、搞宣讲不行，要建立起理法方药一整套完备的临床实用操作系统才成。把五运六气从"玄学"系统落地到中医临床上，顾植山厥功甚伟。

自2003年起，经过十余年的努力，顾植山已初步构建起中医学的五运六气临床应用体系。

顾植山在传承龙砂医学流派中发现，宋代陈言《三因极一病证方论》中载录的完全按运气思想制定的"五运时气民病证治"十方和"六气时行民病证治"六方（经龙砂流派医家姜健传授和缪问注释后名"三因司天方"），在临床上有超乎寻常的效果。他由"三因司天"说而感悟到中医学道法自然、天人合一的健康观，并创立了司天、司人、司病证相结合的"三司"诊疗体系。顾植山经自己反复临床实践证明后，在龙砂医学流派的传承工作中，除了用运气思路活用经方和历代名方外，更大力向弟子们推荐使用"三因司天"十六方，使这些被湮没了上千年的古方在当代中医临床中发挥出卓效，也使五运六气的"三司诊疗体系"有了鲜活的不以治病为中心而能更好地解决治病问题的特色优势。

顾植山根据每年或每年中不同时段运气变化的不同特点，向弟子们推荐主要用方。这些推荐的方可重复性强，临床验证大多显效，相当一部分可达到奇效。

一、运气辨证要点

中医学强调"天人相应"。《素问·宝命全形论篇》说："人以天地之气生，四时之法成。"人生活在自然中，必然受到自然气息运动变化的影响，反映在体质、健康状态和疾病病机诸方面。

　　《黄帝内经》对病因的认识是天、人、邪三虚致病，临床上应将辨天（即五运六气）、辨人（即体质，包括运气体质）、辨病证三方面结合，只有这样才能更好地体现中医学"天人相应"的整体思想。《素问·六节藏象论篇》说"不知年之所加，气之盛衰，虚实之所起，不可以为工矣"，强调了运气思想在临床的重要性。

　　运气辨治的实质，是基于天人相应的思想，透过自然气息的运动变化了解人体气机变化及疾病的临床表现，"谨调阴阳，无失气宜"，通过调整天人关系，达到祛病保健的目标。运气辨治，注重辨时、辨机、辨阴阳的开阖枢变化。

　　在实际应用运气辨证中，推算天干地支是少不了的，但切忌机械推算，而是要通过随时观察各种运气因子之间的生克和庚关系和动态变化的常异、强弱、顺逆等象态进行具体分析。天干地支是古人记录天体运动周期变化的符号，五运六气的理论模式，依据了古代的天文历法知识。十天干与十二地支搭配，组成六十干支，用以记年、月、日、时。运气学说以古代天文历法的时间周期为基础，自然要应用到天干地支这一记时标志和运算符号。

　　古代医家据甲、乙、丙、丁、戊、己、庚、辛、壬、癸十天干以定"运"，称"十干化运"。配应关系为：

　　甲、己——土运。

　　乙、庚——金运。

　　丙、辛——水运。

　　丁、壬——木运。

　　戊、癸——火运。

　　与年干相应的运叫"岁运"，又称大运、年运，影响全年的运气。

　　又据子、丑、寅、卯、辰、巳、午、未、申、酉、戌、亥十二地支以定"气"：

　　子、午年——少阴君火司天，阳明燥金在泉。

　　丑、未年——太阴湿土司天，太阳寒水在泉。

　　寅、申年——少阳相火司天，厥阴风木在泉。

　　卯、酉年——阳明燥金司天，少阴君火在泉。

　　辰、戌年——太阳寒水司天，太阴湿土在泉。

巳、亥年——厥阴风木司天，少阳相火在泉。

由司天在泉再排列出左右间气。

古人在长期的实践中观察到，五运六气不是单一的循环周期，"五运"和"六气"之间也不是各自孤立的因子，其运行规律是非常复杂的、多因子综合的、动态变化的。运气理论中不但有对"客主加临"和各种运气同化组合（"天符""岁会""太乙天符""同天符""同岁会""类岁会""天刑""顺化""小逆""不和"等）的论述，更有对动态变化中的太过不及、胜复郁发、正化对化、正邪化度、南政北政、迁正退位、升降失常、刚柔失守等现象的探讨分析，还有对相应气象、天象、物候、病候的记录描述。所以五运六气绝不是简单的天干地支的机械推算，而是必须随时观察各种运气因子之间的生克和庚关系和动态变化的常异、强弱、顺逆等象态，从而做出自己的判断。

运气辨证之常——"必先岁气，无伐天和"

《黄帝内经》强调"谨守气宜，无失病机"，临证"必先岁气，无伐天和"。掌握了五运六气的变化规律，必须重视"握机于病象之先"，抓得"先机"。

1. 辨岁运——"运"

兹以2017年为例，2017年为丁酉岁，《黄帝内经》论六丁年为"岁木不及，燥乃大行……民病中清，胠胁痛、少腹痛、肠鸣溏泄……病寒热疮疡痱疹痈痤……咳而鼽"。"三因司天方"针对六丁年的主方是苁蓉牛膝汤（苁蓉、牛膝、木瓜、白芍、熟地黄、当归、甘草各一钱，生姜三片，大枣三枚，乌梅一枚，鹿角一钱），该年临床应用此方多获奇效。2017年5月21日，《中国中医药报》学术版用整版篇幅报道了全国各地顾植山弟子运用苁蓉牛膝汤的验案，包括颅脑损伤、顽固性腹泻、重度高血压、严重失眠、不孕、慢性咽炎、严重多汗、耳鸣等多种疾病，均用苁蓉牛膝汤异病同治取得了出奇效果。

再以2018年戊戌年为例，《黄帝内经》论六戊年为"岁火太过，炎暑流行，肺金受邪。民病疟、少气、咳喘、血溢、血泄、注下、嗌燥、耳聋、中热、肩背热……甚则胸中痛、胁支满、胁痛"，此时临床常用的就不是苁蓉牛膝汤而是麦冬汤（麦冬、白芷、半夏、竹叶、钟乳石、桑皮、紫菀、人参各一钱，甘草五分，生姜三片，大枣二枚）了。由于疗效突出，2018年8月29日，《中国中医药报》又用整版集中报道了顾植山弟子运用麦冬汤治疗多种疾病的验案，包括疟疮、痰核、小儿遗尿、溢泪、月经不调、血尿、长期胸痛、糖尿病、水肿、腰背疼痛、高血压等，虽然是异病，但用麦冬汤都取得捷效。

2. 辨岁气——"气"

2020年为庚子年，岁气少阴君火司天，阳明燥金在泉。《黄帝内经》论子午之岁为"民反周密，关节禁固，腰䯊痛……气郁于上而热……咳喘，目赤……嗌干黄瘅，鼽衄饮发……咳喘，甚则血溢……下连少腹而作寒中"，三因司天方的主方是正阳汤。

2020年正阳汤在防治新冠肺炎中的疗效在本书第二章已有介绍，其在当年临床常见病的治疗中同样屡建奇功。例如：3月22日从山东来一王姓患者，54岁，表现为右侧胸痛，气短，伸舌困难，右眼充血。2020年2月在山东肿瘤医院诊断为左肾透明细胞癌（$cT_4N_0M_1$，Ⅳ期），纵隔淋巴结转移、双肺多发转移、双胸膜转移、右侧胸腔积液。此前服靶向药后，每天腹泻4次左右，自春节后至就诊时体重减了8kg。顾植山给予正阳汤治疗，配合薯蓣丸扶正。2周后复诊，患者右侧胸痛已消失，诸症好转，原来上不了2楼，现在可以上6楼。至5月5日复查CT显示：原有病灶稳定，且右侧胸腔积液较前减少。5月16日复诊时，诸症消失，精神、体力明显改善，气色好转，已能上半天班，体重增加6kg。患者甚至怀疑医院"误诊"了。

2020年4月3日，有一位1978年出生的裴姓女子因斑秃兼有失眠、后背痛等症而求治于顾植山。考虑到2020年和1978年均为少阴君火司天，遂给予正阳汤。至5月15日复诊时，斑秃处已长满头发，失眠、后背痛诸症也都明显好转。

又如顾植山弟子、常州市名中医张斌霞在2020年5月26日诊治了一个腰臀部两侧皮肤蜕皮瘙痒的患者。患者蜕皮处像蝉衣样翘起于皮肤表面，病已2年余，多处诊治乏效，予以正阳汤1周显效，2周痊愈。

2017年丁酉年的司天之气是阳明燥金，三因司天方主方为审平汤；2018年戊戌年司天之气是太阳寒水，三因司天方主方为静顺汤。临床上都显示了惊人疗效，分别见于《中国中医药报》2017年12月27日和2018年5月10日的专题报道。

3. 辨大运——"大司天"

五运和六气的自然周期性节律，不仅反映一年乃至六十年的阴阳变化规律，也反映在更长或更短的时间周期内，这个时间周期可逐级缩小或扩大。如《皇极经世》提出的"元、会、运、世"的循环规律，王朴庄的"六气大司天"理论等，对理解中医各家学说的形成，以及对疾病的发生、发展、变化规律等，都有极大的参考价值。"古人之用寒用温，即各随其所值之大司天以为治"，"欲明前人治法之非偏，必先明六气司天之为病"。据临床初步观察，单纯、新发病症多与当年、当时运气相关，复杂、病程较长的病症就应同时考虑与运气大周期即大运的相关性。

2020年8月14日的《中国中医药报》刊登了顾植山弟子、山东省青岛市海慈医院王静医生《中医儿科学术流派与五运六气》一文，文中讲道："中医儿科寒温两大学派产生于宋代著名医家钱乙和陈文中。钱乙在《小儿药证直诀》中说：'小儿纯阳，无烦益火''疮疹属阳，出则为顺'……在五脏辨证的论述上，更是详于五脏热证，而略于五脏寒证。陈文中认为小儿脏腑娇嫩，病理上易见脾肾阳衰证候的体质特点，治疗需要'温养正气''固养元阳'，防'冷则败伤正气'。有关痘疹的论述，钱乙和陈文中的观点更是泾渭分明。钱乙《小儿药证直诀》记载的'睦亲宅一大王病疮疹'案中，用百祥丸治疗。百祥丸的组成只有苦寒的红芽大戟一味药。他还在'五太尉病'案中用大黄丸治疗、'十太尉病'案中用抱龙丸治疗等，使用的皆为寒凉泻下之剂。相反，陈文中于《小儿痘疹方论·论痘疹治法》直言：'凡痘疹热渴，切不可与瓜柿、蜜水等冷物，及清凉饮、消毒散等药，恐伤脾胃，则腹胀喘闷，寒战切牙而难治。盖切牙者，齿槁也，乃血气不荣，不可妄作热治。'他于《小儿病源方论》论痘疮诸多引证病案中，凡证属表虚时，则急用十二味异功散；里虚时，则急用十一味木香散；表里俱虚时，则急用十二味异功散送七味肉豆蔻丸，方中多用辛温燥热之药。"

为何钱乙与陈文中两位儿科大家的观点如此相左？顾植山在回答学生的疑问时为王静的文章进行了如下解读：钱乙的《小儿药证直诀》据其后序作于"元祐癸酉"（1093年），可知其成书在大司天的第64甲子（1084~1143年）时段，大司天是少阳相火；而陈文中的《小儿痘疹方论》成书于南宋宝祐二年（1254年），已是大司天的第66甲子，大司天是太阳寒水。这就不难理解钱、陈两位儿科大家观点相左的原因了。

王静文中还提到上海章巨膺先生讲："在30多年前，当我开业期间，在治疗小儿天花的实践经验中，多以寒凉致败，温补获效。……这些治疗，当时但根据辨证施治的原则，以立法处方耳，然常怀疑何以所值天花，多为虚寒证。"顾植山的解读是：章巨膺（1899—1972年），其"30多年前"治疗小儿天花当在第78甲子，当为太阳寒水，故"多以寒凉致败，温补获效"就不足为奇了。

4. 辨运气体质

清代医家章虚谷在《医门棒喝》中说："医为性命所系。治病之要，首当察人体质之阴阳强弱，而后方能调之使安。"人体在胚胎孕育以及在不断经历"生、长、化、收、藏"的成长过程中，同样会受到五运六气的影响。毋庸讳言，不同运气年出生的人，由于胎孕、出生年的运气特点等不同，体质也有偏颇，临床中需要合参。要注意先天、后天的关系，即结合当年运气和患者出生年月的运气，进行综合研判，不能机械推断。

譬如，丙岁寒水运太过或辰、戌岁寒水司天出生的人，平时怕冷的相对较多，用附子等热药也不易上火；而火运火气年出生的人，体质偏阳，逢火运年容易出现烦热、口腔溃疡等上火症状，用附子等热药也容易上火。但是，需要特别注意的是，影响体质的因素很多，运气只是因素之一，且运气有常、有变，临床应用时不能仅凭生年的干支推算，还是要"以象之谓也"，灵活变通。

5. 运气辨证之变——"时有常位而气无必也"

把五运六气看作六十干支的简单循环周期，仅据天干地支机械推算某年某时的气候和疾病，显然是不科学的。《内经》云运气"有至而至，有至而不至，有至而太过"，"非其位则邪，当其位则正"，强调"时有常位，而气无必也"。马莳亦言"有定纪之年辰，与无定纪之胜复，相错常变，今独求年辰之常，不求胜复之变，岂得运气之真哉！"《黄帝内经》曰"天地阴阳者，不以数推，以象之谓也"，是警示世人：运气之用不能囿于"数"，不可拘泥于固有的推断模式，应顺天察运，随机达变，以运气实际情况而用。例如2000年庚辰年，司天为太阳寒水，按常位推算夏天天气温当低，然实际上非常燥热，遣方用药就需根据实际气候而定。至是年11月"水复寒刑"，月平均气温为三十年最低，又不能拘泥于"司天之气影响三之气最强"之说了。

二、运气辨治用方举要

针对常位运气特点，三因司天方的16首运气方，是针对不同运气特点的16个套路，不是到某年就固定用某方，要看实际出现的运气适合什么套路，就可选用相应的运气方。如针对木运太过的苓术汤，本为壬年主方，但2015年乙未年初之气主、客气均为厥阴风木，临床上见到的风木太过病证较多，选用苓术汤就有较好的效果；2015年乙未年见肺金受邪，出现火燥伤肺金的病机时，结合辨证，既可用六乙年之紫菀汤，亦可选用六戊年之麦门冬汤。

抓住了运气病机，除《三因极一病证方论》中的16首方之外，不论经方、时方，皆可按运气思路运用，皆可称"运气方"。如《中国中医药报》"五运六气临床应用"专栏中的一些文章报道，2014年甲午年夏天的运气特点为中运太宫土、少阴君火司天、阳明燥金在泉，易出现湿、火、燥相兼的病机特点，在该时段应用清暑益气汤治疗荨麻疹和湿疹等皮肤病以及高血压、失眠、咽痛、痤疮等多种病症，都能取得良效。总之，《黄帝内经》"天、人、邪"三虚致病的病因学说，辨天、辨人、辨病证三方面结合，体现了中医学"天人相应"的整体观念。"顺天以察运，因变以求气"，以运气病机指导临床，可收"四两拨千斤"之效，同时也升华了《黄帝内经》的病机理论。临床应用运气方时，须"因时识宜、随机达变"，唯其如此，方能圆机活法，受用临床。

三、六经欲解时是运气辨治独门大法

（一）正解"欲解时"

《伤寒论》六经病"欲解时"原文，分载于第9、193、272、275、291、328条。具体如下："太阳病欲解时，从巳至未上"（9条）；"阳明病欲解时，从申至戌上"（193条）；"少阳病欲解时，从寅至辰上"（272条）；"太阴病欲解时，从亥至丑上"（275条）；"少阴病欲解时，从子至寅上"（291条）；"厥阴病欲解时，从丑至卯上"（328条）。

医圣张仲景的《伤寒论》中屡屡谈及六经欲解时，其言凿凿，其意谆谆，但究竟其意云何？千古之下，成千古之谜，竟无从猜得。

有关《伤寒论》六经病"欲解时"的问题，历代医家间有阐发，但论述的落脚点都是围绕"欲解"，或阐其所主时辰，或释其所解之因。例如清人柯韵伯认为"巳午为阳中之阳，故太阳主之"，"脾为阴中之至阴，故主亥、子、丑时"；张志聪认为"日西而阳气衰，阳明之主时也，从申至戌上，乃阳明主气之时，表里之邪欲出，必随旺时而解"；陈修园认为六经之病欲解"亦可于其所旺时推测而知之"，主张"值旺时而解矣"。

总之，各家都被"欲解"束缚，对"欲解"不解，甚而症反加重，或在"欲解时"突然出现一些病症的情况未能深入思考。"欲解时"而病症自解的情况临床并不常见。有观点认为：论中六经皆有"欲解时"一条，因尚不能指导临床，当存疑待考。六经"欲解时"这一非常重要的理论，长期被视为无关紧要，研究《伤寒论》者对此多置而不论。

终于，直至21世纪初，才等到了顾植山这位"解人"的出现。顾植山一石击破水中天，直言六经"欲解时"就是"相关时"，实质是和三阴三阳相关的时间节点问题。

"相关时"不是"必解时"，可以"欲解"而"解"，也可以"欲解"而"不解"，还可能因"相关"而在该时间点出现一些症状的发生或加重。顾植山认为，六经"欲解时"是依据《黄帝内经》开阖枢理论对三阴三阳的时空定位来确定的，参照"欲解时"判定证候的六经属性，并据此遣方用药，常取得良效甚至奇效，已经在临床得到广泛验证。张仲景正是因为用"六气"理论指导经方，才确立其"医圣"地位。

六经"欲解时"是厘定分辨"六经"的时间节点。《伤寒论》中的辨证是多维度的，是"病脉证并治"，即辨病、辨脉、辨证相结合。辨病是辨三阴三阳，张仲景辨三阴三阳的一个重要特色是辨"欲解时"，通过"欲解时"来判断三阴三阳的归属。

脉、证是疾病所表现出来的"象"态，"开阖枢"是时相，"欲解时"是厘定分辨"六经"的时间节点，抓住这个节点，对于判定证候的六经归属具有特殊意义。

（二）六经病"欲解时"用之得当妙不可言

顾植山认为，《伤寒论》不是简单的辨证论治，而是通过辨证、辨脉、辨时相结合来达到辨病（确定病在三阴三阳的何经）的目的。其中，看"欲解时"是张仲景辨时定经的重要特色。

顾植山曾治疗一位盗汗患者，女性，53岁。盗汗达五六年之久，汗如水洗，汗出身凉，肩背冷痛，夜间喉中干如撕裂，膝软无力，大便黏滞。首诊予当归六黄汤合乌梅丸，盗汗未有明显改善。复诊询知每至半夜子时起即盗汗，遂从少阴病"欲解时"治，施以黄连阿胶鸡子黄汤，投剂辄愈。处方：炒黄连6g，炒黄芩

10g，炒杭芍10g，紫油桂2g（后下），东阿胶10g（烊化），鸡子黄1枚。

顾植山曾治疗一位女性患儿，7岁，山东人。自2009年起鼻衄反复发作，伴全身皮下瘀斑，诊断为血小板减少性紫癜。患者血小板最低至3×10^9/L，多次住院给予激素冲击、输入血小板等对症治疗，患儿对激素治疗不敏感。2012年6月16日，因血小板再次下降严重来诊，时患儿大便偏干，时有鼻衄。顾植山询问知其鼻衄常在下午发作，并有大便干，遂从"阳明病欲解时"治，予承气汤。处方：制大黄6g（后下），川厚朴6g，炒枳实8g，炙甘草6g，7剂。2012年6月27日复诊，奇迹出现，服上方后患儿鼻衄未再发生，大便转畅，诸症平稳，复查血常规提示：血小板89×10^9/L。后以承气汤等合方出入善后，病情稳定。

另有一位特发性血小板减少性紫癜患者，为老年病患，有多种基础病，血小板反复低下10余年，每1~3个月就需住院治疗，反复用激素冲击或丙种球蛋白治疗，收效不佳。2014年10月再次住院，当时血小板12×10^9/L，伴见下半夜易醒，醒后有口干、耳鸣，舌红苔薄，脉象不详。顾植山根据"厥阴病欲解时"，建议用乌梅丸原方加减，附片仅用3g，乌梅用60g，头煎药睡前1~2小时服。服用2剂后，睡眠明显改善，夜间不再醒，耳鸣消失，复查血常规：血小板25×10^9/L。1周后再次复查血常规：血小板60×10^9/L。此后间断服药，半年血象尚稳定，未再住院。

六经病"欲解时"的临床运用，实际上是基于运气病机理论的实践与深化，是基于对"开阖枢"时相、时机的把握，更能体现中医天人相应的特色。以六经病"欲解时"指导临床，可以有效提高临床疗效，值得深入探索和实践。

四、最新成果：创"龙砂开阖六气针法"

（一）理论基础

2019年起，龙砂医学流派团队运用五运六气思维模式，研创出一种新的针刺疗法——龙砂开阖六气针法。该针法一经问世，迅速以其令人瞩目的疗效受到广泛关注。顾植山评价此疗法是运用五运六气开阖枢理论于针灸方面的成功典范。本针法的始创者陕西省宝鸡市中医医院副主任医师王凯军，是2018年拜师顾植山的弟子。

至大无外，至小无内。王凯军说："我在学习五运六气理论过程中，在顾植山先生三阴三阳开阖枢理论指导下，发现在全身随处可寻开阖枢太极图，于是根据三阴三阳病机，在相应部位进行针刺，取得了理想疗效。"

顾植山依据《黄帝内经》阴阳离合理论，创造性地绘出了"顾氏三阴三阳开阖枢图"（顾氏三阴三阳太极时相图），清晰地展现出人体三阴三阳六气盛衰的运行节律，这是"龙砂开阖六气针法"的理论基础。

六气针法充分运用五运六气六经思维模式，执简驭繁，操作简便，疗效可靠，起效迅捷，临床应用范围广，可用于内、外、妇、儿等各科疾病，经临床反复验证，可重复性极强。

（二）针法概述

人身无处不太极，可以在人体以任意一点为中心做出一个三阴三阳开阖变化的圆。在实践应用中，以头顶部最为有效且简便实用。另外，较常用的有腹部、骶部（火针多用）、病灶局部等。

医患体位："圣人南面而立"，故医患均取面南位是天人相应最理想状态，但太极是个圆运动，阴阳开阖枢两两相对。我们在临床上看到，太阳和太阴两开相通，少阳和少阴两枢相通，阳明和厥阴两阖相通，故朝向正反都能取效。总体原则遵循头为阳，足为阴；腹为阴，背为阳即可。

通过中心点指向病机所指向的部位，也可称引经针。

根据顾氏三阴三阳开阖枢理论，六经欲解时是判断病机的重要依据。取经多少，一般根据医者取得的主要象态和次要象态。

（三）验案举例

1. 小便频数案

陕西省宝鸡市中医医院王凯军案。

毛某，女，48岁。于2019年7月10日骑车时不慎摔伤，腰背部及左髋部活动受限。患者诉小便频数，昼夜均半小时1次，严重影响睡眠。头针治疗1次（太阴、太阳），当晚即未起夜小便，治疗4次后痊愈。

按：主小便者，太阳膀胱也，年岁在土运太阴，故取象太阴和太阳，顺天应人，得天之助，迅速治愈。

2. 快速房颤案

江苏省靖江市中医院林轶蓉案。

孙某，女，1952年8月出生。

因"心慌不适阵作2年余，再发3小时"于2019年7月24日入院治疗。心电图示心率113次/分，快速心房颤动，T波改变。予可达龙静滴24小时后复律，后一直予可达龙口服维持。患者8月2日晚10点多诉心慌不适再度发作，心电监护提示快速房颤，心率120次/分。舌尖偏红，苔薄，脉细促。

针刺头部少阴三针，加一针百会透少阴。数分钟后房颤复律，心率86次/分。

8月3日继续上法治疗1次。治疗后患者自觉已无不适出院。8月19日回访，房颤未再发。

顾植山点评：快速房颤属手少阴心经之症，加之舌尖偏红，有少阴君火之象，时值己亥年四之气，少阴君火加临太阴湿土，故针刺少阴三针，加一针百会透少阴。依据开阖枢理论"太阴为开，少阴为枢，厥阴为阖"，从少阴枢解，竟能将西医认为不能自动复律的快速房颤在数分钟内复律，可见此针法之神奇。

3. 足跟痛及乳腺增生案

陕西省西安工会医院中医科卓鹰案。

张某，女，2019年8月21日就诊。

主因双侧足跟疼痛，行走时加重就诊。左侧乳房有肿块、疼痛，睡眠差、易醒。舌红苔白腻，脉滑。

予龙砂开阖六气针法治疗，先在头部太阴、太阳、少阴位针刺，针后嘱其下地行走，即觉足跟疼痛消失；又加针厥阴位，针后让患者自行按压左侧乳房肿块，患者惊喜地发现肿块疼痛已消失，且体积小了大概一半。留针半小时。

1周后复诊，患者诉足跟痛已很轻微，检查乳房时未触及明显肿块、无明显疼痛，睡眠非常好。继续予上法巩固治疗。

顾植山点评：足跟属少阴肾，又是膀胱经所过，故取太阳、少阴；己亥土运，四之气太阴湿土主令，故配以太阴。针后足跟疼痛立刻缓解。乳房肿块胀痛考虑是肝气瘀滞所致，故取厥阴位而获速效。

4. 肾结石案

江苏省靖江市汲圣堂中医门诊部陶秋莲案。

患者，男，42岁。1976年出生。

患者反复腰痛16年，于上海市某三甲医院诊断为双肾输尿管结石，最近一次检查示：双肾输尿管泥沙样结石，左侧13mm，右侧10mm。2019年7月24日夜间又急发腰痛，以右侧为重，医院建议住院予碎石治疗，患者因做过多次碎石治疗仍病情反复，对碎石治疗失去信心，遂来我门诊。7月26日上午来诊时，身体蜷缩不能直腰。

根据患者病位在肾和膀胱，结合患者于丙辰年终之气出生，受寒水和湿土的影响，发病及治疗时值己土年四之气太阴湿土主令等因素，考虑病位为少阴、太阳、太阴。以脐部为中心，取少阴经欲解时、太阳经欲解时和太阴经欲解时位。针入后，患者觉右侧腹部有气下沉，疼痛立刻消失，起针后已能正常行走，仅感觉腰部稍有胀感。

第三天复查B超：输尿管结石明显缩小，左侧8mm，右侧7mm。后因患者出差未再继续针灸。

随访：患者诉腰痛未再发作。

5. 中风后吞咽困难案

山东省淄博市张店区中医院王希军案。

张某，男，87岁。2019年8月20日初诊。

患者主因吞咽困难2月余就诊。患者脑梗病史2年，2个月前无明显原因出现吞咽困难，严重时滴水不进。神志淡漠，痴呆。舌质淡，右寸脉滑，左尺脉沉细无力。

根据六经开阖枢图在头顶分布取经：太阳两针、少阴一针、太阴两针，留针半小时。1小时后，患者可以吞咽，自主进食流质食物150ml。

第二天因头部针刺不方便，改用腹部治疗，针刺部位依旧是太阳、少阴、太阴，留针半小时。治疗结束后，患者吞咽功能较前又有明显改善，神智转清醒，可以正常应答。

前后共针刺5天，吞咽功能恢复正常，语言功能恢复。

按：患者左尺脉沉细较甚，病机在少阴。辛未年出生者太阳寒水不足，取太阳鼓动阳气的生发。2019年属于土运年，四之气太阴湿土主令而取太阴。

6. 肝功能异常案

江苏省无锡市惠山区中医医院吴贞案。

赵某，女，1992年出生。

患者于2019年7月14日晨起五点半时突感双侧肋骨疼痛、发热，测体温39.0℃，咽痛，稍有胃痛，伴有头晕，后从楼梯摔下。来医院就诊时查肝功能：丙氨酸氨基转移酶221.0U/L，天门冬氨酸氨基转移酶503.0U/L，乳酸脱氢酶1620.0U/L。第二天多项指标继续升高，丙氨酸氨基转移酶升至675.3U/L；尿常规：尿蛋白（+），尿胆红素（+），尿微量白蛋白＞150.0mg/L，尿肌酐26.4mmol/L。

予龙砂开阖六气针法：取头部厥阴、少阳、太阴部位，症状缓解，未予用药。

针灸治疗三日后复查肝功能：丙氨酸氨基转移酶225.9U/L，天门冬氨酸氨基转移酶47.0U/L，乳酸脱氢酶172.3U/L；尿常规：尿蛋白（−），尿胆红素（−），尿微量白蛋白30.0mg/L，尿肌酐8.8mmol/L。后间断治疗4次，于7月25日复查肝功能、尿常规已全部正常（丙氨酸氨基转移酶降至39.5U/L，天门冬氨酸氨基转移酶降至21.2U/L）。治疗全过程未用其他药物。

按：患者病发于清晨厥阴、少阳欲解时，根据头晕、咽痛等证候分析亦属厥阴、少阳。患者既往曾于2017年、2018年连续两年出现不明原因的肝功能异常，经多家医院检查未明确诊断，中医辨证病位在厥阴肝经。2019年厥阴风木司天，少阳相火在泉，时在三之气厥阴主令之时，再结合症状和其他因素，取厥阴、少阳为主。己亥土运，又《金匮要略》云："见肝之病，知肝传脾，必先实脾。"故加刺太阴部位，取得桴鼓之效。

7. 癌痛行走不利案

江苏省江阴市人民医院王司敏、邓立春案。

陆某，男，79岁。2019年8月8日初诊。

患者2019年7月初开始感左大腿根内侧疼痛，进行性加重至倚拐跛行。入院检查，诊断为左肺腺癌伴多发性骨转移，予以吗啡类药物止痛，并行多周期全身化疗及左股骨局部放疗，腿部疼痛虽有所减轻，但行走无改善。刻下症见：左股骨内侧疼痛，倚拐跛行，左下肢肌力Ⅳ级，肌张力正常。左足五里处压痛。稍有咳嗽，咳黏白痰，食纳欠佳，便溏。舌淡红、胖，苔薄白，左尺脉弦、右脉沉。

采用龙砂开阖六气针法，取头部太阴、厥阴，百会引针太阴。10点50分下针，11点30分起针。起针后，患者立即感觉左下肢疼痛减轻，特别是股内侧胀痛感消失。12点40分自觉下肢舒缓轻松，遂丢掉拐杖，从慢慢谨慎行走至行走轻松自如。

而后1周每日行龙砂开阖六气针法1次，巩固治疗。现患者止痛药物已减量口服，左股骨内侧疼痛消失并行走自如，咳痰亦较前好转，大便成形，食纳可。

按：疼痛是困扰晚期癌症患者的主要症状之一，患者行走不利，已严重影响生活。今年土运不及，风木司天，该患者于三之气厥阴风木主令时发病，又在足厥阴经足五里处有明显压痛，故取符合2019年运气的厥阴、太阴两部位施针，疗效之快捷，出乎意外。

8. 右手拇指僵硬酸痛案

天津中医药大学附属武清中医院初展案。

2019年7月25日，初展在合肥顾植山老师处跟诊。有一刘姓女患者，右手拇指僵硬酸痛1年余，每日自晨起开始发作。大便每日2次、稀便、时有成形，小便少、偏黄，纳眠可。舌质淡苔白腻、中有裂纹，脉濡细。

针对患者右手拇指肿胀酸痛明显，顾老师指导初展予龙砂开阖六气针法治疗，取太阴、少阳部位，留针30分钟。针刺1~2分钟后，患者即诉右手拇指疼痛明显减轻，描述后背"热乎乎的"。30分钟后起针，右手拇指酸痛已完全消失，僵硬感亦明显减轻。

1周后复诊，患者诉上次针刺后效果稳定。

按：患者便溏、苔白腻、脉濡细，证属太阴，加上2019年为土运不足之年，四之气太阴湿土主令，故顾老师首取太阴。患者生于1962年壬寅年，岁木太过，少阳相火司天。2019年为己亥年，少阳相火在泉。晨起发作，为少阳欲解之时，故又取少阳。

9. 指压降糖案

江苏省无锡市中医医院赵梓羽案。

宿某，男，50岁。2019年8月23日初诊。

2019年8月23日下午，我院中医经典科病房请顾植山老师会诊查房。该患者1年前被诊断为2型糖尿病，平时服用二甲双胍及格列齐特控制血糖，2个月前，患者自觉乏力较前加重，故来我院门诊服用中药，降糖药改为阿卡波糖。8月1日转入我院中医经典科进一步治疗。该患者既往有高血压及慢性胃炎病史，半年前曾有胰腺炎发作。住院期间，患者自感乏力、腰酸、畏寒、易汗出、手足麻木、胸闷心慌，小便无力，大便偏硬，寐差，一般于凌晨3点易醒，醒后寐浅。舌淡红苔薄润，舌体微颤，脉弦。迭用防己茯苓丸、金匮肾气丸等配合西药治疗，血糖控制不佳。

顾植山老师看过患者后，运用龙砂开阖六气法在患者头顶的厥阴、少阳、阳明三个部位指压按摩，并着重按压厥阴部位，治疗过程6~7分钟，患者当场表示手足麻木明显缓解。按压后约1个多小时复测血糖为6.8mmol/L。该患者近5天的餐后血糖最低值为8.9mmol/L，最高为17.9mmol/L，使用龙砂开阖六气法按压治疗后，血糖明显下降，甚至比前5天的空腹血糖都低。

查房结束后，顾老师分析认为该患者的病位主要在厥阴，故开了三因司天方中的敷和汤原方。

8月31日复查：患者空腹血糖7.0mmol/L，餐后血糖8.7mmol/L，呈稳步下降趋势。

（四）龙砂开阖六气针法花开欧洲

2019年11月，借"第16届世界中医药大会暨'一带一路'中医药学术交流活动"在匈牙利召开之机，瑞士华人中医学会邀请世界中医药学会联合会五运六气专业委员会顾植山团队赴瑞士开办了"顾植山教授五运六气临床应用学习班"，学者踊跃，原定70人的会场，实际到了100多人。除瑞士外，还有来自德国、法国、英国、比利时、芬兰等国家的学员。他们学习结束回去，立即把学到的五运六气知识用到临床上，尤其是龙砂开阖六气针法产生的快速效果，带动了欧洲中医界学习五运六气的热潮。

2020年6月3日，《中国中医药报》选登了部分欧洲中医师应用该针法的临床验案，现选摘如下。

1. 郁证及奔豚气案

瑞士中华医道中医中心林玲案。

患者女，49岁。2019年11月12日初诊。

患者自诉胸中闷痛、呼吸不畅、便秘，近半年加重。询问得知患者18岁的儿子患有较为严重的阿斯伯格综合征，患者心理负担极重，精神上苦闷绝望，甚则愤怒呼叫、气自小腹上冲，伴咽中如有痰梗，近几周症状更甚。查：印堂色暗；舌质红，苔白腻；左尺脉浮、略紧，双关弦数，左关为甚。

因当时刚参加完瑞士华人中医学会举办的"顾植山教授五运六气临床应用学习班"，学习了龙砂开阖六气针法，于是初试牛刀，取该针法头部少阴、少阳、太阳三个部位，加引针向少阳。第一针扎少阴枢时，患者心中即有一阵轻松感；继针刺少阳、太阳，引针少阳后，留针30分钟。患者自诉留针期间整个人感觉胸中闷痛消失，呼吸顺畅，心里畅快愉悦，取针时，之前的绝望感已荡然无存。后验之脉象，已趋平和。舌红变浅，舌苔变薄，印堂已有光泽。

11月16日复诊：诸症改善明显。因考虑五之气，阳明燥金主令，故加针阳明巩固。

按：患者出生于辛亥年，岁运水不及，故考虑先取少阴补肾精之不足，配合少阳，两枢呼应，调全身气机；患者已时来诊，乃太阳欲解之时，加之左尺脉浮略紧，故取太阳鼓动阳气，犹桂枝加桂汤助太阳止冲逆之意。太阳与少阴相表里，两者配合，共达补肾平逆之功，气平则患者情绪趋向平静。此患者病情虽重，但是运用龙砂开阖六气针法，调整天人关系，疗效斐然。

2. 气管炎剧咳案

法国岐黄陇爱堂王淑萍案。

患者女，1952年1月7日出生。2019年11月7日初诊。

患者主诉咳嗽日夜发作无定时1个月，无痰。近1周夜间咳嗽加重，甚至无法平躺入睡，每次咳嗽发作持续时间为0.5~1小时。有高血压病史10年，伴疲乏，不愿做西医检查。患者初诊时，因医者还没有学习龙砂开阖六气针法，遂按一般辨证给予常规针刺治疗，并嘱咐患者拍胸片。

11月15日复诊：患者述初诊治疗后，仅疲乏有所好转，咳嗽症状没有改善。患者遵嘱拍了胸片，西医诊断为气管炎。这时因已参加了"顾植山教授五运六气临床应用学习班"，学习了龙砂开阖六气针法，故依据该针法，选取头部太阴、厥阴和阳明三个部位针刺。

11月25日三诊：患者自述15日治疗后，白天咳嗽的剧烈程度、次数及咳嗽持续时间都有所缓解，夜里的咳嗽从2次减为1次，发病时间为凌晨3点左右，咳嗽持续时间减短，已能平躺入睡。本次专选厥阴部位，又加百会引针厥阴。并嘱咐患者，此诊后若改善则可停诊，若无好转，1周内再约。

1个月后，患者因坐骨神经痛来预约。得知咳嗽在第2次行针后即愈。

按：首次试用龙砂开阖六气针法时，综合辨证、发病时的时间特点、治疗时的岁运客气，以及患者出生时的司天在泉等，选用了太阴、厥阴和阳明三个部位，效果优于以往的传统针法；第3次行针时，已学习了顾植山六经病欲解时的理论，运用丑时发病治在厥阴的观点，独取厥阴部位，单刀直入而取得了更佳效果。

3. 更年期失眠案

瑞士田氏中医研究院田力案。

患者NJ，女，1973年3月27日出生。2019年10月中旬初诊。

患者绝经已数年，从2019年3月起出现严重失眠。表现为入睡难，易醒和早醒。夜里烘热2~3次，白天3~5次。因其母亲就是从更年期开始出现严重失眠，所以患者精神压力大，担心自己也会出现相同问题，故希望中医给予帮助。查其舌淡，苔薄白，脉沉。依据一般辨证给予针灸、耳针和中药治疗后，症状稍好转，但不稳定。

因11月13日刚刚听完顾植山的五运六气课程和王凯军的六气针法课程，故想一试。顾老师引刘河间之论曰"天癸已绝，乃属太阴也"，患者癸丑太阴湿土司天年出生，治疗时为己亥年又是土运年，故取太阴治本；询问得知，患者近日主要表现为4~5点寅时早醒，该时间点恰为少阴（欲解时子—寅时）、厥阴（欲解时丑—卯时）、少阳（欲解时寅—辰时）三经欲解时的共同点，故配以少阴、厥阴、少阳三部位，厥阴为三经中位，故引经针百会透厥阴，以上均取头部。又嘱患者夜间需要时，在头部少阴到厥阴相应区域以指代针，自我按摩。

11月19日复诊，患者反映针后睡眠非常好，偶遇入睡时间稍长或夜间醒后，遂进行自我穴位按摩，效果也非常好，可以再次很快入睡。疫情期间停止针灸治疗，口服中药也在逐渐减量，目前患者病情稳定。

按：龙砂开阖六气针法顺天应时，借天发力，故可取得立竿见影的效果。本次案例的成功，为今后在临床中继续运用该针法奠定了信心。

4. 肺纤维化案

瑞士立德堂中医诊所彭有泉案。

患者Juillard，男，1947年3月18日出生。2019年11月16日初诊。

主因胸闷及呼吸困难3年来诊。患者曾就诊于西医，确诊为肺纤维化，给予对症治疗，并加用吸氧，但症状好转不明显。就诊时症见胸闷气短、轻度张口抬肩、呼吸困难、呼多吸浅，携带氧气袋吸氧，伴见神疲乏力、面色无华、纳呆、眠差。舌暗、苔薄腻，脉虚弱。

依据龙砂开阖六气针法，取六气针法的太阴、少阴、厥阴三部位，加百会引太阴。第1次治疗后，患者自觉胸闷气短有所改善。针灸治疗隔日1次，经3次治疗后，病情明显好转，平时呼吸亦趋于平稳，偶尔于上楼或劳累时感觉气短，但不再需要长时间依赖吸氧。

按：肺属太阴；呼多吸浅，肾不纳气是少阴；患者生于丁亥年，属少木之体；就诊于己亥厥阴风木司天之岁，所见脾运乏力之状，可理解为木弱不疏，故取厥阴；重点在太阴，故加百会引太阴。又据实取阳、虚取阴的原则，患者年高病久，亦以取三阴为宜。《素问·阴阳离合论篇》曰："三阴之离阖也，太阴为开，厥阴为阖，少阴为枢。"据顾氏三阴三阳开阖枢图取三阴部位，如是则升降开阖，气化出入，顺应天时，得天之助，顽疾得解矣。

5. 月经过多及耳鸣案

瑞士中医诊所柏杨案。

患者女，瑞士人，1980年11月4日出生。2019年11月22日初诊。

患者自诉月经量过多伴乏力20年。月经周期正常，每次月经前3天开始出现情绪易激动，行经第二天开始出现月经量过多，几乎无法活动。20年来，经药物等多种治疗无效，现为月经前1周，伴左侧耳鸣。查：舌尖红，舌体左侧稍大于右侧，苔薄白。左关脉弦细，右关脉弱。

采用龙砂开阖六气针法，取头部厥阴、少阳、太阴、阳明4个部位，加针百会引向太阴。留针45分钟后，耳鸣完全消失。

12月6日复诊，患者诉月经已经彻底干净，本次经血正常。

随访2个月经周期，均经量正常，耳鸣也没有再发生。

按：患者就诊时为2019己亥太阴土运不足之年，厥阴风木司天，少阳相火在泉，11月22日刚进终之气，少阳相火当令；患者庚申年出生，阳明岁运，少阳司天，故从运气角度关系太阴、厥阴、少阳、阳明4个部位。再从辨证角度看，根据顾植山三阴三阳开阖枢与月经周期关系的理论，妇女经前期属少阳，经量过多属太阴不能摄血；患者平时工作压力大，突然出现左侧耳鸣，结合患者的舌脉，均提示病机在厥阴、少阳。己亥太阴不足之岁，与辨证脾不统血，都是引针百会向太阴的理由。辨运气与辨证一致。

6. 减肥案

瑞士马滕（Murten）中医诊所王智宇案。

患者Alexander，男，1996年2月8日出生。2020年1月17日初诊。

患者体型肥胖，诊见苔黄腻，脉左尺沉细无力、右弦浮数有力。采用龙砂开阖六气针法治疗。头部穴位取太阳、厥阴、阳明，加百会引太阳；腹部六气全取，顺时针斜刺6针。

2020年2月14日复诊：近1个月体重减去10kg。继续治疗针法同前。

2020年3月6日三诊：体重又减了3kg。效不更法，击鼓再进。

2020年4月27日四诊：体重又减了7kg。

三次六气针法累计共减了20kg。患者生活饮食、运动如常，未服用任何药物，身体健康。

按：龙砂运气讲究司天、司人、司病证，多因子综合分析。庚子岁初之气太阳加临厥阴，故先取此两个部位；水生木，客主相生以太阳客气为主，加上就诊时间为下午1点属太阳病欲解时，故引针百会向太阳，借天之力；庚子金运属阳明，故又加针阳明。腹部六气全取，顺时针斜刺，意在推动三阴三阳开阖枢机运动，使气化运动升降出入功能增强。遵循运气规律，终于取得了超出预期的效果。

7. 心悸案

英国安康中医诊所李锟案。

患者David，男，1945年4月28日出生。2020年1月25日初诊。

患者主因"心悸阵作二十余年，再发1小时"就诊。心率110次/分。有心脏瓣膜置换手术史20年，既往心电图ST段压低、T波改变。舌尖偏红，苔黄厚，脉沉细。

针刺头部少阴三针，加一针百会透少阴。数分钟后心悸缓解，心率80次/分。

2020年2月1日，患者因其他病来诊，问及心悸，说自上次针后未再发作。

按：心悸属手少阴心经之症，加之舌尖偏红，有少阴君火之象，时值庚子岁少阴君火司天，患者出生时属少阳加临少阴，故重点取少阴部位扎了三针，又加一针百会透少阴，从少阴枢解，心悸迅速缓解，可见此针法之神奇。

龙砂开阖六气针法是五运六气思维模式在针灸学上的具体运用，现在我诊所运用开阖六气针法治疗多种疾病取得非常好的疗效。

8. 时差综合征案

英国伦敦百草堂杨珺案。

患者女，56岁，2020年1月24日初诊。

患者自诉己亥年回国4次，每次回到伦敦后马上投入紧张的工作，因此患上时差综合征，症状愈发严重，每次要持续1~2周。这次刚从国内回来2天，甚为紧张。询知患者睡眠质量差，凌晨早醒，白天精神状态欠佳，精神疲惫，伴有头疼、头晕、恶心、便秘。曾经口服褪黑素，仅对失眠稍有缓解。

行龙砂开阖六气针法，头部厥阴一针，太阴一针，阳明一针，百会引经针对太阴。数分钟后，患者感到体温上升，热量从头部发散到全身，随后感觉神清气爽，大脑感觉非常清醒。之后2天继续治疗2次，所有症状全部消失。

按：《黄帝内经》云："人以天地之气生，四时之法成。""人与天地相参也，与日月相应也。"这说明人体生理日节律的形成，与自然息息相关，人体脏腑气血运行变化，随着时间的变化而变化，而外界时间节律的变化，又是伴随着相应的运气气候条件的。时差综合征的原因看上去是对时间节律变化的不适应，其实包含着对突然变化的运气气候环境的不能及时适应。顾植山的三阴三阳开阖枢图是天人关系图，龙砂开阖六气针法的精髓是从针刺三阴三阳的有关部位，来调节天人关系。诊疗时正处己亥岁跟庚子岁的交接期，所以针对己年的土运，取了太阴，针对庚年的金运，取了阳明，针对初之气的风木，取了厥阴；又因脾胃症状较明显而取百会引经针对太阴。因以往针灸对这种情况，并无很好疗效，针前并无多大信心，只是没有其他好办法而尝试运用龙砂开阖六气针法。没想到能有如此立竿见影的神奇效果，既出乎笔者意料之外，也使患者惊奇不已。

9. 发热案

瑞士洛桑北京中医诊所李其英案。

患者女，63岁。2020年1月26日初诊。

患者诉2天来发热、怕冷，周身疼痛伴有咽痛。自服连花清瘟胶囊2天，效果不明显。因家中该药已用尽，疫情期间不便出门买药，故至我处针灸。遂用龙砂开阖六气针法，取头部太阳加太阴。

次日患者恶寒明显减轻，但体温升高至38.8℃，并出现口干、口渴、呕吐等症状，针取阳明、太阴加少阴。

第3天恶寒消失，体温也恢复正常，但仍然咽痛、咳嗽，针取少阳、少阴，针后诸症基本消失，仅留有轻度咳嗽。因症状已轻微，没有再行针灸，2天以后已完全不咳。患者自诉每次感冒发热、咽痛后，一定要咳嗽2~3周，必须服用中药汤剂1周后才会缓解，但这次针灸3天后就痊愈了。针灸期间没用任何药物。

按：第一次治疗据患者恶寒、发热、身痛等太阳表证，取太阳、太阴双开以解表，针后虽表寒有减，但未能阻断病情发展；第二天病传阳明，结合五运六气，考虑庚子年岁运燥金太过，司天之气是少阴君火，所以取了阳明和少阴，很快热退；第三天仅有咽痛、咳嗽，病已转少阳，取少阳、少阴两个枢（取少阴有用庚子岁三因司天方中的正阳汤的意思），转邪外出，使病痊愈且未留后患。

此乃余学习龙砂开阖六气针法不久取得的成效，回顾分析，若能于第一天针时即结合庚子年的运气加上阳明、少阴，有可能退热更快，并阻断病势，使疗效更著。

10. 尿痛案

瑞士巴塞尔（GongTcm）中医诊所黄丽案。

患者 Fr. Emmerngger，女，1959年1月25日出生。2020年4月20日初诊。

患者从2019年12月开始出现尿频、尿急、尿痛，连续4个月，每月出现1次严重的尿痛。诊得舌中红，脉弦数。用龙砂开阖六气针法：头部取少阴3针，从少阳枢、百会各引1针向少阴，阳明、厥阴各1针。针灸后患者尿痛减轻90%，巩固治疗3次，尿痛消失。

按：运气分析结合四诊合参。患者发病时间为2019己亥年厥阴风木司天、少阳相火在泉，去冬实际气候燥热，冬行春令，引发体内热邪；进入庚子岁，为金运太过，少阴君火司天，阳明燥金在泉，二之气少阴君火主气，厥阴风木客气，风火相煽，呈现风燥火热的整体格局。顾植山分析新冠肺炎疫情时，据《黄帝内经》三年化疫理论认为，"丁酉失守其位" 3年而发为伏燥。故综合分析，本案病机为少阴心火下移膀胱，更加阳明燥热致患者六经枢机不利、开阖失调，故治疗取少阴、厥阴、阳明3个部位，升厥阴、降阳明，引离入坎清热祛火，靶点在少阴。

五运六气思维是辨证施治、把握三阴三阳的重心，只有对三阴三阳辨析清楚了，才能达到立竿见影的疗效。

11. 直肠癌术后便急失禁案

德国施文宁根中医门诊赵静案。

G女士，65岁，2019年10月18日初诊。

患者为直肠癌术后10余月，排便频繁，每天13~15次，便急失禁。舌红无苔、多裂纹，脉细沉。行传统针刺方治疗3次后，每天排便次数减至10次左右。

参加在瑞士举办的五运六气学习班后，于11月15日改用龙砂开阖六气针法，依次取头部太阴、阳明，加百会引阳明。

11月27日复诊，患者诉便急失禁改善显著，但每天5~9点和16~19点间仍觉便急，需排便数次。在太阴、阳明基础上，又加取少阳。

12月12日复诊，患者诉晨起便急好转，但16~19点间仍时好时坏。遂加针腹部阳明。

2020年1月10日复诊，患者便频、便急诸症缓解，且便形变粗，从筷子粗细变为手指粗细。

按：该病病位在阳明大肠，实则阳明，虚则太阴。阳明失阖可责之太阴脾虚，己亥年岁为土运，五之气太阴湿土加临阳明燥金，故以太阴配阳明施治，1次针后即明显改善，便急出现的时间，从全天缩减至少阳欲解时和阳明欲解时2个时段；加针少阳后上午少阳欲解时段症状消失，故取象太阴、阳明、少阳，顺天应人，疗效显著。加针腹部的阳明位后，下午阳明欲解时段的便急也缓解。六气针法真堪谓如鼓应桴，针针见效。

五、千古名方乌梅丸传奇

乌梅丸是千古名方，最早出自《伤寒论》和《金匮要略》。但一个"蛔"字，却让名方徒担虚名，千年来黯然无光。在胆道蛔虫症已少见的当代临床中，乌梅丸成了一张被埋没的冷方。

《伤寒论》第338条载："伤寒，脉微而厥，至七八日，肤冷，其人躁无暂安时者，此为脏厥，非蛔厥也。蛔厥者，其人当吐蛔，今病者静而复时烦者，此为脏寒。蛔上入其膈，故烦，须臾复止；得食而呕，又烦者，蛔闻食臭出，其人常自吐蛔。蛔厥者，乌梅丸主之；又主久利。"

《金匮要略·趺蹶手指臂肿转筋阴狐疝蛔虫病脉证治第十九》载："蛔厥者，当吐蛔，今病者静而复时烦，此为脏寒，蛔上入膈，故烦，须臾复止，得食而呕，又烦者，蛔闻食臭出，其人当自吐蛔。蛔厥者，乌梅丸主之。"

后世医家对《伤寒论》《金匮要略》条文望文生义，简单地奉乌梅丸为治蛔专方。

有些伤寒大家甚至对此方持否定态度，如清代舒驰远斥乌梅丸"杂乱无章，不足为法"，发出"乌梅丸不中之方，不论属虚属实，皆不可主也"之论。

顾植山认为，乌梅丸重用乌梅，因乌梅酸平，入厥阴肝经，一则伏其所主，二则张志聪在《本草崇原》中说乌梅"得东方之木味，放花于冬，成熟于夏，是禀冬令之精，而得春生之上达也"。全方从厥阴开阖枢病机立法，寒温同施，诸药相伍得当，宜为治厥阴病主方。

顾植山从经典和五运六气方面给予乌梅丸独到的解读：《素问·至真要大论篇》云："帝曰：厥阴何也？岐伯曰：两阴交尽也。"故病至厥阴，两阴交尽，由阴出阳，若阴阳气不相顺接，则阳气难出，阴阳失调。《诸病源候论》云"阴阳各趋其极，阳并与上则热，阴并与下则寒"，故寒热错杂。《伤寒论》第326条："厥阴之为病，消渴，气上撞心，心中疼热，饥而不欲食，食则吐蛔；下之，利不止。"故厥阴病主见四肢厥冷、颠顶疼痛、口干、心烦失眠及躁动不宁等寒热错杂症状。

《素问·阴阳离合论篇》云："三阴之离合也，太阴为开，厥阴为阖，少阴为枢。"厥阴为阴之"阖"，两阴交尽，由阴出阳。顾植山认为，厥阴病病机为枢机不利，阴阳气不相顺接；病象为寒热错杂，这才是乌梅丸为厥阴病主方的要义。顾植山指出，对"厥阴病欲解时"的忽视是乌梅丸被弃置的主要原因。研究伤寒者多拘泥于方证对应，不但忽视了仲景创作《伤寒论》基于三阴三阳开阖枢的理论，更忽视了"六经欲解时"。

对于厥阴病历来争议较多，近人陆渊雷指出，"厥阴病篇竟是千古疑案"，认为"无可研索"，甚至否定。顾植山认为，厥阴为两阴交尽，由阴出阳之时间节点，正如柯琴所说，为"阴之初尽，即阳之初生"。厥阴有其特殊性，如"得天气之助"，邪退正复，"值旺时而解"则病愈；反之，则疾病不能向愈，甚至可逆转少阴成危重者，故厥阴欲解时的临床意义尤为突出。运用欲解时理论后，发现临床上厥阴病并非少见，治疗也不复杂。

顾植山依据厥阴病欲解时与厥阴的相关性，凡在夜间丑时（凌晨1点到3点）以后出现症状或加重者，首先考虑属厥阴病，用厥阴的代表方乌梅丸治疗，每能收到意外效果。近年来，顾植山据厥阴病欲解时用乌梅丸治疗的病种十分广泛，包括盗汗、失眠、胃痛、咳嗽、哮喘、泄泻、头痛、无名背热、肺癌、不孕症等，竟有数十种之多，涉及肝、心、脾、肺、肾各系统多种疑难杂病，其临床疗效足以让人叹服此方的神奇。

顾植山曾治疗一位33岁男性患者。其2011年9月27日初诊，夜寐磨牙多年，常于凌晨1~4点发生，余无特殊不适。舌淡红，苔薄白，脉细小弦。处以乌梅丸7剂，每日1剂，水煎服，首剂夜间服。10月18日复诊，夜间磨牙已有减轻，近期小便较频。加益智仁10g，怀山药15g，台乌药10g，紫油桂2g（后下），7剂。10月25日三诊，夜间磨牙已消失，小便亦调。

《汤头歌诀》《医方集解》等方书都将乌梅丸列为"杀虫剂""驱虫剂"的首方，忽略了其作为厥阴病主方的意义。顾植山依据运气学说对六经"欲解时"的解读，不仅重新解读了"千古疑案"厥阴病，也激活了乌梅丸这一千古名方。

六、顾氏天癸时相图与女性生殖周期关系

顾植山绘制了"顾氏天癸时相图"，专门用以阐明"天癸"与女性生殖周期的关系。

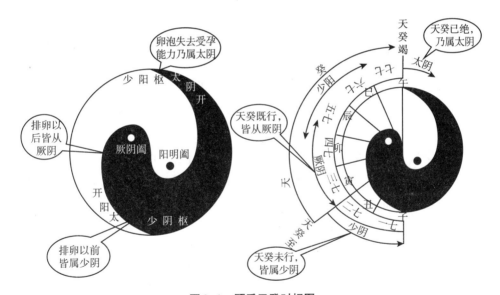

图6-1 顾氏天癸时相图

金代著名医家刘完素说过："妇人童幼天癸未行之间，皆属少阴；天癸既行，皆从厥阴论之；天癸已绝，乃属太阴经也。"傅青主女科少年治肾、中年治肝、老年治脾的思想，与此一脉相承。顾植山通过阴阳开阖枢原理，将其发挥到女子的月经周期中，解之为：女性排卵以前，皆属少阴；排卵以后，皆从厥阴；卵泡失去受孕功能以后，乃属太阴。

天癸，最早出自《黄帝内经》。一般解释为月经或肾精，但月经只有女性才会有，而天癸男女皆有；肾精则不可能到"二七""二八"后才有，也不会"七七""八八"后就没有了。顾植山认为天癸实指男女的生殖能力。

顾植山用五运六气开阖枢理论，首次阐明了天癸与女性生殖周期的关系。即女性在排卵期后即进入少阳受孕阶段，受孕后或受孕失败转入太阴、阳明阶段，太阴开、阳明阖，月经才会如期而至，否则会出现月经失常，甚至闭经，直至影响生育。提出根据经期不同时段，按少阴、厥阴、少阳、太阴、阳明，分别选用当归四逆汤、乌梅丸、柴桂干姜汤、固冲汤、温经汤等进行调经，多收佳效。

人体阴阳是以开阖枢的动态形式存在，而不是简单的对立统一关系。阳明之阖与太阴之开是同时发生的。温经汤治疗月经衍期、闭经，主要取降阳明、开太阴，调冲任，进而达到促进月经来潮、促排卵，以治疗月经不调和不孕症的目的。

温经汤方出自《金匮要略·妇人杂病脉证并治第二十二》："问曰，妇人年五十所，病下利数十日不止，暮即发热，少腹里急，腹满，手掌烦热，唇口干燥，何也？师曰：此病属带下。何以故？曾经半产，瘀血在少腹不去。何以知之？其证唇口干燥，故知之。当以温经汤主之。"

温经汤组成：吴茱萸三两，当归二两，芍药二两，川芎二两，人参二两，桂枝二两，阿胶二两，牡丹皮二两（去心），生姜二两，甘草二两，半夏半升，麦冬一升（去心）。上十二味，以水一斗，煮取三升，分温三服。亦主妇人少腹寒，久不受胎；兼取崩中去血，或月水过多，及至期不来。

现在临床应用多从冲任虚寒兼有瘀血立论，有人以半夏和麦门冬之功效中无"温经散寒，养血祛瘀"之义提出温经汤当无半夏、麦门冬，临床运用温经汤时亦常弃用半夏、麦冬，殊不知此二味药是降阳明之主药，去了半夏、麦冬的温经汤，疗效会大打折扣。

《神农本草经疏》谓麦冬："入足阳明，兼入手少阴、太阴，实阳明之正药……下气则阳交于阴，交则虚劳愈而内热不生，内热去则阴精日盛，故有子。"顾植山分析："暮即发热"是阳明失降的一个临床表现。"少腹里急、腹满"之"急"与"满"亦当为开阖枢气化升降失调所致。半夏通降阳明胃气有助于通调冲任，冲任通则可助祛瘀调经。冲为血海，任主胞胎，二脉同起于胞中，主调节月经，与月经关系密切。

清代名医陈修园用麦门冬汤治疗倒经，亦得之于张仲景温经汤配伍半夏降阳明之气以降冲脉的启示和经验。陈元犀在其父陈修园《金匮方歌括》"温经汤"条按曰："吴茱萸，肝药亦胃药也；半夏，胃药亦冲药也……胃属阳明，厥阴冲脉丽（系）之也……以阳明为主，用吴茱萸驱阳明中土之寒，即以麦门冬滋阳明中土之燥，一寒一热，不使偶偏，所以谓之温也……其余皆相辅而成温之之用，绝无逐瘀之品。故过期不来者能通之，月来过多者能止之，少腹寒而不受胎者并能治之，统治带下三十六病，其神妙不可言矣。"

从顾氏天癸解图（图6-2）可以清晰地看出，到"二七"天癸至，此时气化在厥阴时段，厥阴气化正常，天癸才能更好地发挥生殖功能；若厥阴气化失常，就会造成月经不调乃至不孕。故"天癸既行，皆从厥阴论之"。温经汤主妇人"久不受胎"，临床治不孕症甚效，方中君药为吴茱萸，吴茱萸恰是厥阴经要药。

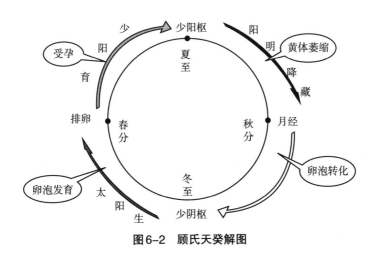

图6-2 顾氏天癸解图

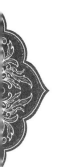

| 第七章 |
为什么是顾植山

我有明珠一颗，

久被尘劳关锁。

今朝尘尽光生，

照破山河万朵。

这本是一首禅诗，写的是禅师明心见性后的顿悟。但从另一种意义上讲，五运六气这颗明珠的遭遇又何尝不是如此。

五运六气被称为中医皇冠上的宝石，但长久蒙尘，顾植山因此被称为擦亮中医皇冠宝石的人；五运六气长期沦为绝学，是顾植山及其团队大力弘扬并赋予这门绝学以临床上的新生。

为什么是顾植山？为什么顾植山能做到这一步？

一、家承岐黄龙砂脉，基层磨炼十三载

顾植山 1946 年出生于江苏省江阴市月城镇。外祖父曹仰高是镇上的老中医，开了一爿留春堂药店。母亲曹鸣（曹桂凤）原是教师，毕业于南京女子高等师范学校，因父亲的关系，当了几年教师后，又入原上海中国医学院学习中医，受业于江阴柳宝诒再传弟子薛文元，为该校第六届毕业生。父亲顾冈是西医，抗日战争爆发前毕业于上海陆军军医学校。20 世纪 40 年代，父亲与母亲在家乡月城镇开了一家"鸣岗医院"。母亲生有三女一男，顾植山是最小的孩子。

顾植山从小受家学熏陶，对医学颇有兴趣。20 世纪 60 年代，因家庭出身的原因，顾植山失去了上大学的机会，但国家政策允许和鼓励老中医子女可以通过师承教育学习中医，于是在 1961 年，15 岁的顾植山在志学之年走上了学习中医的道路。

江阴素称"中医之乡"，文化底蕴深厚，历代名医众多。宋末元初，江阴出了一位精通经史百家和医学的大学问家陆文圭。陆氏集两宋学术之大成，被学界推崇为"东南宗师"。宋亡后，陆文圭在江阴龙砂地区专心致力于教育事业达 50 余年，培养了大批文化和医学人才。其后，龙砂地区名医不断涌现，明清时代形成了以龙山、砂山地区为中心和源头，不断向周边扩大，乃至影响全国的"龙砂医学"流派。清代乾嘉时期的著名学者孔广居在《天叙姜公传》中说："华墅（镇名，龙山、砂山的所在地，今称"华士"）在邑东五十里，龙、砂两山屏障于后，泰清一水襟带于前，其山川之秀，代产良医，迄今大江南北延医者，都于华墅。"到近代，这片名医辈出的土地依然薪火不息，绵延 700 余年的龙砂医学群星灿烂。顾植山从小在父母身边，对龙砂医家的许多故事耳濡目染，暗暗立下继承发扬龙砂医学的心愿。

母亲是顾植山的第一位中医老师。母亲给顾植山指引的学习路径，是先读好《黄帝内经》，而且要求必须读白文本，以培养独立思考的能力，以免被后世一些不正确的注家局限和误导。第一年读《黄帝内经》，第二年读《伤寒论》《金匮

要略》，第三年再读方药和临床各科医书。当读到《黄帝内经》的五运六气内容时，母亲告诉他，这是最难懂的部分，是宝贝，先含其英而咀其华，等长大了相信你就会慢慢弄懂的。夏天的夜晚，繁星满天，全家人在院里纳凉。母亲轻抚其背对顾植山说："汝大器，当晚成，良工不示人以朴。"这是后汉伏波将军马援的名言，也是母亲家的家训，意思是叮咛少年顾植山，既然走上了学中医这条路，就要耐得住寂寞，就得用一生去不懈地求索。

顾植山回忆，那时教医古文的庄祖怡老师颇有学养，其父庄翔声乃民国时期上海光华大学中文教授，与蒋维乔、曹颖甫等为至交，庄祖怡的启蒙老师就是曹颖甫先生。在父母和庄先生的影响下，顾植山阅读了大量中医古籍和文史类文献，打下了坚实的"童子功"。龚自珍有诗云："虽然大器晚年成，卓荦全凭弱冠争。多识前言蓄其德，莫抛心力贸才名。"这对顾植山的治学和从医生涯影响深远。

1966年底，顾植山从江阴中医学徒班毕业。彼时，因"文革"暂停分配工作，在等待工作分配期间，在安徽怀远县人民医院任职的姐姐推荐顾植山到怀远县陈集镇卫生院（后转到马城镇中心卫生院）工作。顾植山在基层乡镇卫生院一干就是十多年。那时在乡镇医院，中医、西医，门诊、病房，内、外、妇、儿、针灸、推拿等，什么都得干。接触的病种多，处理急重病的机会也多。这段经历对提高顾植山的临床能力和深入认识传统中医的临床疗效具有非常重要的意义，奠定了他坚实的中医临床基础。可见，人生之幸与不幸，实有难言者。

1978年12月26日，原卫生部和国家劳动总局发布了中医界著名的文件：《关于从集体所有制和散在城乡的中医中吸收一万名中医药人员充实加强全民所有制中医药机构问题的通知》。顾植山抱着试一试的心态参加了安徽省的选拔考试。当时安徽省有500个名额，其中80个是推荐名额，通过考试录取的只有420个名额，而报名参加考试的有1万多人。最终，顾植山以怀远县第一名的成绩脱颖而出，并且被安徽省政府作为"特别优秀的青壮年中医"选调到安徽中医学院（现安徽中医药大学）任教。

那一年，顾植山33岁。

二、苦心孤诣探究各家学说背后的运气秘密

1979年底，顾植山接到调令赴安徽中医学院工作，学校领导见顾植山在应

试论文中引用各家论述较多，于是分配他到中医各家学说教研室任教。从一名乡镇基层中医到中医药大学的教师，跨度可谓极大。顾植山说，教然后知不足，这就倒逼自己要补充许多知识。为了加强中医理论的基本功，顾植山重新系统学习中医四大经典，其专著《中医经典索引》（安徽科学技术出版社1988年出版，获全国首届优秀医史文献图书及医学工具书银奖）就是他研读中医经典的副产品。

顾植山任教以后，一直没有脱离临床，这是最可贵的。当时安徽中医学院对任教的教师没有参加临床考核的硬性要求，教师参加临床工作既不算工作量也没有任何报酬。但顾植山由于是从医入教，始终认为教中医课程的老师不能脱离临床，教科书的理论必须经过临床的检验。因此，顾植山坚持每周2次以上的门诊，几十年"雷打不动"。

在中医课堂教学中，需要对各家学说做出评价。顾植山在讲授各家学说时，擅长结合亲历的临床案例进行评析，把一门令学生生畏生厌的课讲得有声有色，深受学生欢迎。

1985年，按照上级要求，各中医院校要开设一门"中医文献学"的新课程，学院缺少师资，领导看到顾植山中医文献功底较好，就选派顾植山到中国中医研究院就读培养师资的中医文献研究班。回校后，顾植山在安徽中医学院开设"中医文献学"课程，并担任文献教研室负责人。

"中医文献学"是20世纪80年代才开设的一门新课程，没有现成教材。有些学校的自编讲义把"中医文献学"定性为古典文献学的分支学科，按照古典文献学的结构，着重讲授目录、版本、校勘、训诂等文献整理方法学的知识，这样的课程内容对培养以临床为主的本科学生不实用，故在非文献专业的本科教学中势必不能引起学生兴趣，因而那时大多数中医院校的"中医文献学"课程在本科学生中开不下去。顾植山认为，课程内容应紧紧围绕培养目标，中医本科学生的培养目标主要是临床医生，对一个临床医生来讲最需要的不是文献整理的方法，而是如何利用文献知识。

顾植山在安徽中医学院开设的"中医文献学"，从学生的实际需求出发，自编的教材主要讲授历代中医文献的源流，"辨章学术，考镜源流"，指引读书门径，让学生对历代中医文献的概况及利用要点有一个基本了解；在文献整理方面则着重于指导学生如何选择利用文献整理的成果。实践证明，顾植山的中医文献学教改取得了较好效果，自编的《中医文献学》教材获得学校教学成果奖。因为顾植山的缘故，20世纪末"全国《中医文献学》教材编写会议"在安徽中医学院召开，会议商定由顾植山跟北京中医药大学老师一起主编了首部新世纪全国高等中医药院校规划教材《中医文献学》。

在《中医各家学说》和《中医文献学》中，都不可避免地要涉及五运六气的内容。当时中医界对运气学说的争议较大，教科书对涉及运气的内容介绍过少，造成中医院校毕业的学生基本不了解五运六气。但顾植山却敢于冲破这种氛围，并在研究各家学说和中医药文献时发掘出许多深藏在其中的五运六气"秘密"。

近代龙砂医学流派的著名医家章巨膺先生曾在1960年撰文指出："各家学派由于时代背景和生活环境不同条件形成，可以说地理、人事为之因素，但是人们生活在大自然的环境中，与天地相应，气候的转变自必影响于人体疾病的形态，因此王朴庄、陆九芝等从天时转变的关系，以运气学说来分析医学流派不同的理论。""王朴庄、陆九芝等以《内经》五运六气、司天在泉之学说来推论医学流派形成的缘故，言之成理，持之有故，可以进一步加以探讨。"

医学史上一个学术观点的产生，必定与作者所处的时代和当时流行的疾病的证候特点相关。从张仲景《伤寒杂病论》自序中所述，其宗族200多人在10年之中三分之二因伤寒夭亡，可见《伤寒论》主要是针对当时流行的疫病而作，是对当时外感流行性疾病的治疗经验总结。

东汉末年发生的大疫，疫情持续时间之长，死亡人数之多，历史上罕见。

曹植在《说疫气》一文中记载："建安二十二年，疠气流行，家家有僵尸之痛，室室有号泣之哀；或阖门而殪，或覆族而丧。"建安七子之一的王粲在他的《七哀诗》中也写道："出门无所见，白骨蔽平原。路有饥妇人，抱子弃草间。顾闻号泣声，挥涕独不还。未知身死处，何能两相完？"

张仲景的《伤寒论》既然是针对当时流行的疫病而作，为何所论大多为感受风寒之病呢？疫病与气候异变的关系，一直是顾植山探索五运六气理论应用的着力点。他将东汉末期的疫病流行与当时气候变化的特点做了比较分析，发现这次疫病流行的高峰期——2世纪末至3世纪初，恰恰处在开始于2世纪后半期的寒冷周期。竺可桢先生在《中国近五千年来气候变迁的初步研究》中指出："到东汉时代即公元之初，我国天气有趋于寒冷的趋势……直到三国时代曹操（公元155—220年）在铜雀台种橘，只开花而不结果，气候已比前述汉武帝时代寒冷。

曹操儿子曹丕，在公元225年到淮河广陵（今之淮阴）视察十多万士兵演习，由于严寒，淮河忽然冻结，演习不得不停止。这是我们所知道的第一次有记载的淮河结冰。那是气候已比现在寒冷了。这种寒冷气候继续下来，直到第三世纪后半叶，特别是公元280—289年的十年间达到顶点，当时每年阴历四月（等于阳历五月份）降霜……徐中舒曾经指出，汉晋气候不同，那时年平均温度大约比现在低1~2℃。"顾植山据此判断，这应该是东汉后期产生大疫情的重要原因之一，也表明该时期疫病的病邪性质与寒冷低温有密切关系。只有先了解这一历史背景，才能更好地体会《伤寒论》中"以伤寒为毒者，以其最成杀厉之气也"的意义。

南北朝后期，气温开始回暖，温热病也随之增多。到了隋唐时期，孙思邈的《备急千金要方》有"青筋牵""赤脉攒""黄肉随""白气狸""黑骨温"五大温证之论，治疗上开始重用石膏、大青、栀子、芒硝、生地黄、玄参、知母等药，开温热病清热解毒和攻下养阴的治疗法门；孙思邈所制石膏竹叶汤、葳蕤汤、犀角地黄汤等，也为后世治疗温病的常用名方。

在这种深入研究之中，顾植山还澄清了苏东坡的"圣散子方案"。庞安时的《伤寒总病论·时行寒疫论》中，载有圣散子方一则，并附有苏东坡序文。苏东坡在序文中记述了圣散子方在当时应用的效果：

"用圣散子者，一切不问阴阳二感，或男女相易，状至危笃者，连饮数剂，则汗出气通，饮食渐进，神宇完复，更不用诸药连服取差。其余轻者，心额微汗，正尔无恙。药性小热，而阳毒发狂之类，入口即觉清凉，此殆不可以常理诘也。时疫流行，平旦辄煮一釜，不问老少良贱，各饮一大盏，则时气不入其门。……余既得之，谪居黄州，连岁大疫，所全活至不可数。"

但金元以后，用圣散子方却多无效，故逐渐被后人弃用，于是苏东坡因此被冤枉"弄虚作假"。顾植山说，北宋与金元时期运气不同，产生的疫病和治则自然不同。据陆懋修《世补斋医书·大司天三元甲子考》推算，北宋仁宗天圣二年六十三甲子中元，正值太阴湿土司天，太阳寒水在泉，故这一时期的医家重视对寒疫和阴证阴毒的阐述。苏东坡遇到的"连岁大疫"，也是应于当时运气特点的"寒疫"，故用此香燥之方能"全活至不可数"。但至金元时期，气运和疫情都有了变化，陆懋修推算金代前期属六十五甲子上元，阳明燥金司天，少阴君火在泉，燥火用事，这时再用辛香燥烈的圣散子方当然就不灵了。

刘完素的火热论应运而生。刘完素当时解释："此一时，彼一时，奈五运六气有所更，世态居民有所变。"《金史·方技传》引金代另一医家张元素之说："运气不齐，古今异轨，古方新病不相能也。"由是，张元素开创了易水学派。

朱丹溪"值泰定元年第六十八甲子，火燥用事"。但当时江南有些医家仍在墨守宋代《和剂局方》的成规治疗时病，朱丹溪遂用《局方发挥》批判之。今人若不知五运六气的不同，用朱丹溪批评元代医家墨守《和剂局方》的《局方发挥》去批评北宋医家，当然就乱套了。

清代余霖治疫以重用石膏著称。他在《疫疹一得》中说："疫疹因乎气运。""医者不按运气，固执古方，百无一效。"其治疫名方"清瘟败毒饮"的创立与他的运气观点有直接关系。他在书中说："乾隆戊子年，吾邑疫疹流行……大小同病，万人一辙。……缘戊子岁少阴君火司天，大运主之，五六月间，又少阴君火，加以少阳相火，小运主之，二之气与三之气合行其令，人身中只有一岁，焉能胜烈火之亢哉？"可知其清瘟败毒饮是据火年运气所立之方。

纪晓岚《阅微草堂笔记·卷十八》记载："乾隆癸丑（1793年）春夏间，京师多疫。以张景岳法治之，十死八九；以吴又可法治之，亦不甚验。有桐城一医（即余霖），以重剂石膏治冯鸿胪星实之姬人，见者甚骇异。然呼吸将绝，应手辄痊。踵其法者，活人无算。……此亦五运六气适值是年，未可执为定例也。"

章巨膺先生的观点主要依据了王朴庄、陆九芝的意见。王朴庄著有《时节气候决病法》，推崇运气学说，并发挥了"大司天"理论。陆氏在所著《世补斋医书》中说："余则更以六十年一气之大司天计之。余盖本于外曾祖王朴庄先生引《内经》七百二十气，凡三十岁而为一纪，千四百四十气凡六十岁而为一周，扩而大之，以三百六十年为一大运，六十年为一大气……遂以知古人之用寒用温，即各随其所值之大司天以为治。"

陆氏用其"大司天"推算的结果，对照分析出金元四大家等主寒主温的不同特点：

"刘守真著《素问玄机》……乃绍兴甲子之四十三年，燥火用事，亦宜于凉。"

"李东垣为易水高弟，值宋宁宗嘉泰四年，为第六十六甲子，寒湿用事，故宜于温。""王海藏《阴证略例》纯用温药仍在嘉泰甲子中。"

朱丹溪"值泰定元年第六十八甲子，火燥用事，故宜于清"。

"至明张介宾为万历时人，专主温补，则又为嘉靖四十三年第七十二甲子，寒湿用事时矣。"

"此后吴又可论瘟疫，周禹载论温热暑疫，多用寒凉，均值天启四年第七十三甲子风火用事时，故在国朝康熙二十三年第七十四甲子火燥运中，遵之多效。"

顾植山解释，"大司天"之说，源自北宋邵雍"元会运世"理论。邵雍是北宋哲学家，主要著作有《皇极经世书》《伊川击壤集》等。在《皇极经世书》中，邵雍创造了"元会运世"历史年代划分法，以三十年为一"世"，以十二世为一"运"，三十运为一"会"，十二会为一"元"，一元计十二万九千六百年。

王朴庄之前，明代医家对大司天理论已有论述，如汪机在《运气易览·论五天五运之气》中就引用"元会运世"来阐释时病："一说自开辟来，五气秉承，元会运世，自有气数，天地万物所不能逃。近世当是土运，是以人无疾而亦痰，此与胜国时多热不同。如俗称杨梅疮，自南行北，人物雷同。土湿生霉，当曰霉疮。读医书五运六气、南北二政，岂独止于一年一时，而顿忘世运会元之统耶？"

王肯堂在《医学穷源集·元会运世论》中有更为深入的论述："古无痘症也，历汉唐而盛行于中国；古无梅毒也，至本朝而濡染于南州。其他溢于经外者数条。夫世愈积而愈多，病日降而日变。古之所有，或为今之所无；今之所无，或为后之所有。即如张、王、刘、李诸家，以身所经历之证，经历之方，著书立说，传诸后世，非不确切不磨，乃至今不尽吻合者，盖同会而不同运也。"又在《医学穷源集·三元运气论》中说："尝考之往古，验之当今之务，而觉六十年天道一小变，人之血气与天同度。""以上元之治，施之中、下，非尽不侔也，而所伤者多，此之谓太过；以下元之治，施之上、中，非尽无当也，而所误者众，此之谓不及。是故必先立其元，而后明其气。古人著论立方，后人动加营议，而不知当其元何尝不善也。"王肯堂明确指出：因为疾病的变化，产生了不同流派和不同治则，这与"运"的变化有直接关系。

王朴庄临床以用温药见长，而陆九芝则以擅用寒凉而反对温补著称，若不讲五运六气，就会把两人看成是对立的两个派别。可是，前面谈到，陆氏是非常推崇其曾外祖父王朴庄的。陆氏在其《世补斋医书·六气大司天上篇》中说："至乾隆九年，第七十五甲子，运值湿寒，其气已转，而医循故辙，治之多乖。朴庄先生《伤寒论注》成于乾隆甲寅，以寒凉之治谓不合湿土寒水之运，公之所治无不以温散温补见长。盖公固明于大司天之六气，而自知其所值为湿寒也。"

"逮今同治三年，第七十七甲子又为阳明燥金，少阴君火用事，时上元之气未至而至，故于二年癸亥，上海一隅霍乱盛行，尽为热证。时医以其手足厥逆，竟用丁、附、桂、姜，入口即毙。余于甲子年独以石膏、芩、连，清而愈之。而病之各随司天以变者，弥益显然。"

这是王朴庄擅用温散温补，而到了陆九芝这里却喜用寒凉的根本原因。可见陆氏的反对温补，恰恰是继承了王朴庄的五运六气"大司天"思想。

顾植山说，陆氏提出了"欲明前人治法之非偏，必先明六气司天之为病"的观点，这对我们正确评价历代各家学说，提供了一条新的思路，至关重要。

SARS疫情发生以后，顾植山首次发掘出《素问》遗篇中"三年化疫"的理论，认为历史上中医一些流派和学说的产生与"三年化疫"理论有密切关系。

三、李东垣创立脾胃学说是对应了土疫运气

有观点认为，李东垣的时代恰逢战乱，军队围困都城，老百姓肚子饿了很久，内伤脾胃，所以李东垣创制了脾胃学说。顾植山说：这种观点是经不起推敲的，如果按照这种观点，现在人民都吃饱饭了，不闹饥荒了，李东垣的理论还有什么用呢。

我们要看李东垣的时代背景：据李东垣的记载，"向者壬辰改元，京师戒严，迨三月下旬，受敌者凡半月，解围之后，都人之不受病者，万无一二，既病而死者，继踵而不绝。都门十有二所，每日各门所送，多者二千，少者不下一千，似此者几三月。"当时死了几十万人，肯定是个大疫，不是一般的疾病。那时盛行刘河间的火热病机学说，如果按照学术界的有些观点，刘河间的学术思想代表了金元医家对疫病的最高理论水平，李东垣和刘河间只差几十年，他完全可以按照刘河间的思想来治疗疫病，但是为什么没有用刘河间的办法？说明当时肯定有医家用刘河间的办法，但是效果不好。李东垣是一个高明的医家，他从实际出发，没有墨守成规，他发现当时出现的疫病的病机大多和脾胃有关，所以他就从调理脾胃这个角度来治疗疫病，效果就好了，大家就跟他学，最后形成流派。

为什么那时的疫病用调理脾胃的方法疗效就好呢？从五运六气的角度可以看得比较清楚：因为李东垣遇到大疫的年代是1232年——壬辰年，是寒湿之年，寒水司天，湿土在泉。这个时代的大司天又是寒水司天，湿土在泉，这一时期都

是偏寒湿的。再往前推三年，是己丑年，按照《黄帝内经》"三年化疫"的理论，"甲己失守，后三年化为土疫"。我们可以反推此前三年的己丑年很可能出现了刚柔失守，到1232年化为大疫，这个大疫就是土疫。壬辰年的运气是寒湿，当时的大司天是寒湿，"三年化疫"所化的大疫又是土疫，所以李东垣遇到的疫病多见脾胃症状就不难理解了。

"外感法仲景，内伤法东垣"。什么叫内伤？李东垣是看到了这个病机跟一般的外感病不一样，患者都是先有脾胃内伤的病机。为什么会先有脾胃内伤这个病机？就是因为这个"三年化疫"。这是伏邪，伏邪是先伤人体正气，伤内脏的正气，又因为它是伏湿，甲己化土，伏的是湿邪，湿邪最容易伤脾胃，所以就先看到了脾胃受伤。所以用"三年化疫"的理论才能够理解李东垣所治疫病的内伤因素。

四、吴有性擅用大黄苦寒泄热是对应了火疫运气

吴有性著《温疫论》的背景是"崇祯辛巳（1641年），疫气流行，山东浙省、南北两直（北直指河北、南直指江苏一带）感者尤多，至五六月益甚，或至阖门传染"。《吴江县志》记载当地"一巷百余家，无一家仅免；一门数十口，无一仅存者"。1641年往前推三年，是1638年戊寅年。据清代马印麟《瘟疫发源》记载："崇祯十二年戊寅，刚柔失守，天运失时，其年大旱。"《素问》遗篇虽未直接讨论戊寅年，但举了戊申年之例："又只如戊申……后三年化疠，名曰火疠也……治之法可寒之泄之。"3年以后，吴有性所见疫病，医家以"伤寒"法治之效果多不好，而吴有性擅用大黄苦寒泄热取效，可证当时流行的正是火疫。

五、杨栗山多用温补是对应了丙辛化水的阴寒运气

杨栗山在温病学说已经盛行以后，撰写了《伤寒瘟疫条辨》一书。他为什么重提伤寒？书中记载道："乾隆九年甲子，寒水大运，证多阴寒，治多温补。自兹已后，而阳火之证渐渐多矣。"乾隆九年（1744年）为什么突然"证多阴寒"？向前推三年是1741年辛酉年，按运气"丙辛化水"的原理，正好符合。

顾植山通过揭示中医各家学说产生的根源——五运六气，不仅明辨了各家学说的关系，而且由此掌握了五运六气的辨治原则和方法，同时还澄清了中医学术中大量的历史悬案。

顾植山一直强调，中医要发展，学术是根本。这是他历尽甘苦的心得之言，也可为中医当前发展现状下一针砭。

六、多学科交叉研究勇探五运六气真谛

无冥冥之志者，无昭昭之明；无昏昏之事者，无赫赫之功。

如果把《黄帝内经》比作一座无尽藏的宝山，那么，打开它的钥匙和藏宝图在哪里？

只在此山中，云深不知处。

方药中关于"五运六气是中医基本理论的基础和渊源"的阐述，顾植山一直牢记心中。顾植山说，方老一席话，既坚定了自己的信念，更增强了自己的使命感。从方老这一观点出发，再去研读《黄帝内经》，就会发现《黄帝内经》中处处都是五运六气，五运六气思想渗透在中医学理论的各个方面。《黄帝内经》的理论基本都建立在五运六气基础之上，例如"五脏六腑"显然源于五运六气，"六经辨证"其实就是"六气辨证"

上穷碧落下黄泉，唯有使命耐寂寞。

为破解五运六气的真谛，顾植山苦苦求索，踽踽独行，为探骊得珠，奋力攀登，虽千万人，吾往矣。

顾植山在文献研究之外，把视野还投入到了更为广阔的交叉学科中。为了验证五运六气的科学性，20世纪80年代初，顾植山去安徽省气象局收集了当时所能收集到的安徽省的全部气象数据，并进行了一系列的统计分析，结果与五运六气常位推算的符合率明显高于平均概率，证明了古人总结的五运六气规律的科学性。

但为什么有的时候又不符合呢？顾植山认为：首先，五运六气有常、有变，按常位推算去对照，肯定有一部分是不符合的，全部符合反而不符合自然规律了；再则，影响运气变化的因素是多方面的，运气学说的精神是看变化的动态是否正常，需动态地、多因素综合分析，而不是简单地把五运六气看作六十干支的简单循环周期，仅按照天干地支的推算就能预测出某年某时的气候和疾病。《素问·五运行大论篇》强调"不以数推，以象之谓也"。若单从天干地支的推算去预测，就是"数推"了。而且，对预测重大疫病来说，分析不正常运气的状态比六十年常规时位的推算更有意义。

一位中医教授却热衷于气象研究，还搞起了自己的"气象预报"，这多少有

些让人匪夷所思。他在教学中，尝试着与学生们一起对每年的气候用多因素、动态分析的方法进行预测实验。

1991年夏，长江暴发特大洪水，顾植山在当年春天就做出了分析预测。洪水发生后，中国科学技术大学（简称"中科大"）一位刚从美国回来的教授，要顾植山预测下一个异常气象，顾植山告诉他，这年冬天会特别冷。然而这年冬至过后的半个月，气温恰恰比常年同期还偏高。中科大的这位老师拿着中央气象台预报将是"暖冬"的报纸直接来找顾植山，目的是让顾植山自承其谬。可顾植山却不急不慌地说，还未到"三九"，不要着急。结果正如顾植山预测的，仅仅三天之后，一场暴雪袭击江淮大地，合肥市气温骤然降至零下18℃，为合肥地区有气象记录以来的同期最低点。

2000年，中央气象台预测长江流域要发生超过1998年的大洪水，安徽一位干部调任长江水利委员会，行前聊到此话题，顾植山将按五运六气的预测意见告知：该年重点是要抗旱而不是防洪。而实际情况恰恰就是发生了严重干旱。

由于预测结果绝大多数都能与实际气象符合，更坚定了顾植山对中医五运六气学说的信心。

1988年，中国科学技术大学第一次请顾植山去做关于五运六气的演讲。此后，顾植山便经常与中科大一些对研究中医有兴趣的学者来往交流。其中，既有科学史和科技考古、统计、计算机专家，也有化学、理论物理、天体物理等多方面的专家。从此以后，顾植山开始在五运六气的研究方面进行多学科的共同研究探索。

七、对上运气"一口汤"，不对运气"麻袋装"

2017年农历丁酉年隆冬，12月的一天，江阴市一位高烧39℃以上的患者在焦急地等待一位中医的到来，一直等到晚上10点。

这位中医就是顾植山。他到广州出席全国中医学术流派工作会议，乘坐晚上9点多的航班才回到江阴。患者是一位12岁的女孩，头痛，呕吐，咳嗽，高烧之下都难以坐住，但家长久闻顾教授治疗感冒发热的奇效，所以坚持不去医院输液，等待着顾医生的归来。顾植山开完药方后，江阴城里的中药店已经全部打烊，抓不到药了，只好请人把药店的员工从家里叫来取药。等患者吃完药，已是零点以后。翌日早晨，患者热退神清，诸症皆除。

顾植山后来多次对笔者说："对上运气一口汤，不对运气麻袋装。"

从"麻袋装"到"一口汤"之间，相差何止万里。这其中，既要对五运六气的精髓有深刻的把握，也要在看似毫末的细节上精益求精。同时，永不停滞，与时俱进。

比如中药的性味归经。本草为何叫本草？草木是有灵性的，其药性气味，包括采收的时间，都很重要。民谚有"二月茵陈三月蒿，四月茵陈当柴烧"之说，这是千古不灭的真知。顾植山说，用药也要讲求天人相应，比类取象。当归一药，分归首、归身、归尾。归身（中间部分）长于补血；归首药性向上；归尾药性向下，长于活血通络。麻黄，去节后不烦，带节易发烦。又比如麦门冬去心需手工操作，现在去心的麦门冬，已很少能在药店买到。在实际临床中，有些中药的用量必须重用才能达到疗效。

再比如人的免疫力问题。民谚有"若要小儿安，常带三分饥和寒"之说，这也是有道理的。因为饥可消化体内废物，消耗脂肪；寒可调动身体能量，提高小儿的抵抗力和免疫力。

顾植山从中药用量到煎服方法，均独具匠心，体现了作为一名中医的精细和精到。弟子李宏曾谈及一次跟师经历：

我从医三十载，治病喜用经方，炙甘草汤就在其列。用之虽说有效，但总感取效时间过长，虽也疑惑，却从未深究。今年2月在江阴致和堂跟师侍诊过程中，见顾老师使用此方，效果出奇地神速，令我惊诧。他在交代病家煎服法时特别细致，在旁侧学习的我突有所悟——难道是我平时用的煎服法有问题？老师用肯定的语气回答了我的疑问。按老师所言，我纠正了过去的方法，再用此方，疗效竟有天壤之别。

先说该方的组成，涉及的药共有10味。5味是通阳益气的药物（桂枝、生姜、人参、炙甘草与清酒），5味是滋阴养血的药物（生地黄、麦冬、阿胶、麻仁、大枣）。我在早期使用时，因为药房不备姜、枣，也认为其是可有可无的点缀品，常不嘱用。再是方中的麻仁，因认为其只有润燥通便之功，加在其中不解其意，故常询患者大便情况，唯对便秘者方敢安心使用。还有方中的清酒，原本也自以为是地认为其可有可无，有时也嘱加酒，但只是嘱患者服用时加10ml为引。经学习才知道清酒是农民自酿的米酒，大量生地黄等滋腻药服之碍胃，加酒浸煮可除此弊。

说到用量，比如生地黄，根据岳美中的经验，生地黄必须用到48g以上才能起作用，顾老师常用至100g左右。用量独重之地黄，以酒煎煮，其养血复脉之力益著。再说甘草，在某些方剂中的作用只是"调和诸药"，不起重要作用。但在炙甘草汤中这是君药，对治疗脉结代起重要作用，用量宜大，顾老师临床常用到30g以上。量宜大的还有清酒，并非10ml就可以起到作用。顾老师的煎煮服用方法是：先用水约1.5kg，黄酒1kg浸泡药物，时间要1小时以上，这样可以将药物能溶于酒的成分完全浸出；用武火煮开锅后，再用文火慢煎4~5小时，使酒精随煎煮而挥发，倾出药液约500ml；去滓，烊入阿胶。分3份，每次取1份服用，每日3次。

我在以往使用时，往往是去掉姜、枣和酒者有之；再自作主张以枣仁易麻仁者有之；煎煮过程中先是不用酒，再是用酒后因煎煮时间过短，导致患者呈醉酒态者也有之；还有因煎煮后药量过少，便令患者一次服下而致腹胀者也有之。学用顾老师的方法后，不仅临床疗效大大提速，且患者在服用中也没有任何的不适。

经过与顾植山老师学习后，我依照顾老师的方法，治疗了一个患者。刘某，男，42岁，2012年5月9日初诊。心悸、乏力5天，昏昏欲眠，却难成寐。心电图示：窦性心动过缓，频繁早搏呈二联律。诊见精神疲惫，舌质红，舌苔薄少，脉结代。处方：炙甘草30g，怀生地60g，嫩桂枝10g，生姜5片（切），红参10g，东阿胶10g（烊化），麦门冬30g，火麻仁15g，大枣15枚（擘）。取3剂，以即墨黄酒1000ml，水1500ml浸泡药物，武火煮开锅后，文火慢煎5小时左右，留取500ml，去滓，纳胶烊消尽，温服三分之一，日三服。后十日，患者陪妻来诊，先诉感激之意，又告曰：服药三剂，诸症顿失，复查见"大致正常心电图"。

多年来，顾植山一直在为弘扬五运六气而奔走，做着推广普及的工作。五运六气，本是天书绝学，但顾植山把它拉回人间，指导中医解决临床中的实际问题。十几年来，五运六气能在中华大地从绝学到落地，顾植山功不可没。因为他用当代人的话讲古人的道和术，与中医现状和传统文化融合在一起，又显得很时尚，所以顾植山及其团队也被人称之为"时尚中医"。

顾植山说："大易有云：'凡益之道，与时偕行。'我不是为赶时髦而时尚，我只是与时俱进而已。"

八、迈向更高境界：由以治病为中心向调整天人关系转变

现在，正当许多中医还在把治病作为第一追求和标准的时候，顾植山却在考虑一个更高境界的问题：如何从以治病为中心向以健康为中心转变？在中国人口平均寿命达到高值、中国进入老龄化社会之后，如何让患者摆脱过多的检查和治疗？如何提升中国人的生命质量？老子讲"人法地，地法天，天法道，道法自然"。这个"法"是动态的，是有节律的。这个节律就是五运六气的节律。

《汉书·艺文志》对中医有个解释："有病不治，常得中医。"这句话一直令人不解：难道不治病才是中医？顾植山回答：有人说，"西医治人生的病，中医治生病的人"，这样讲还不够彻底；"见病不治病，不治病而治病"，"有病不治，常得中医"才是中医思想的精髓和最高智慧。

见病不治病靠什么实现祛病？就靠运用五运六气理论调整天人的关系。顾植山和他的弟子们一手抓五运六气的理论研究，一手抓五运六气的临床应用。他们在实践中探索出一条不治病的治病之路。2020年8月14日，顾植山在《中国中医药报》发表《以健康为中心，不治病而病自愈》一文。文章说：

现在医学界的人都跳不开"以疾病为中心"。以前讲"治未病"都是讲未病先防，有病防变，病好防反复，强调的是预防。新中国成立初期制定了卫生工作的四大方针，第一个就是预防为主，所以预防为主并不是一个新的思想，如果仅仅讲预防疾病就是治未病的话，那西医认为中医应该向西医学习，我们疾控中心，都是搞未病先防的，打疫苗就是未病先防。所以，许多中医没读懂"治未病"是什么概念，认为预防疾病就是治未病。后来讲向"以健康为中心"的转变，大家又认为健康就是要做到三早：早检查、早发现、早干预，讲来讲去，还是围绕"病"在转。五运六气更重要的意义是见病可以不治病。《汉书·艺文志》有云，"有病不治，常得中医"。中医的核心思想是"天人合一"，这可以使人的健康达到最佳状态，"天人合一"了，许多病不用去管他，自己会好的。中医就是强调"气血冲和，百病不生"，产生疾病的最根本内因，是身体的内部乱了，是天人关系失调了，而不要只是去寻找外来的因素，外来的细菌、病毒之类的直接致病原。《素问·刺法论篇》："正气存内，邪不可干。"怎样使正气达到最佳状态？天人合一。天人关系协调了，就可以不得病。但是，现在的医生遇到具体问题，大都还是围绕"病"在转，因为没有认识到身体有多大的自愈能力。

大健康的理论基础是什么？许多人把"天人合一"理解成仅仅是人与环境相关，这个理解虽然不错，但是太浅，没有任何特色。中医学的"天人合一"不是简单的环境跟人的相关性问题，而是找到了自然之间动态变化的律，就是五运六气律，有了五运六气律，才有六十甲子，才有黄帝的"黄历"，才能跟着"黄历"定下来的动态周期走。五运六气更高的层次是找到了不同的年之间的差别，只讲春夏秋冬没有人反对，但是仅仅知道每年春夏秋冬的变化是远远不够的，同样的四季，不同年的凉热不同。为什么有时是凉夏，有时非常热。2018年夏天为什么前期非常凉，到后期高温？为什么冬季有时是寒冬，有时是暖冬？古人找到了这其中动态变化的规律，总结出来的是五运六气律，掌握了五运六气就能知道可能的变化。比如，在2019年春节安徽卫视的《健康大问诊》节目中，我就讲到2019年4月的"倒春寒"问题，特别叫大家警惕。根据五运六气规律可知，2019年二之气春分到小满，从3月下旬到5月中旬，这个时间段特别容易出现"倒春寒"。

所以把握了动态周期，再去讲"天人合一"，层次就不一样了。比如2009年的甲流，为什么美国最早出现，而且患者最多？这跟美国人喝凉水、吃冰块有关。他们讲我们每年都吃冰块，为什么在那一年出现问题？因为那一年是己丑年，寒湿重，易伤阳气。所以研究运气，不知道自然界的规律，"不知年之所加"是不行的，要"必先岁气"。所以，在己丑年这样的寒湿年，就要注意减少饮冷了。当年世界卫生组织叫大家预防甲流要特别关注老弱幼小，但实际高发人群是青少年，因为青少年最不注意保暖。特别在下半年、暑假后更呈高发状态，因为夏季学生更不注意保暖，吃冷饮多，伤阳气，抵抗力下降，故暑假后发患者数暴增。比现在一般的气象医学更高级的思想，比《四气调神大论》里顺应四季气候变化高深了很多的知识，都在五运六气里。

所以不明白五运六气，是搞不好大健康的。虽然主观上知道要顺应自然，但是理解上会有偏颇。比如"春夏养阳，秋冬养阴"，不懂五运六气，就认为春夏养阳就要吃补阳的东西，秋冬养阴就是吃补阴的东西，这就错了。正确的理解应该是顺应动态的阴阳运动变化，春季阳气生发该多的时候，要帮助阳气生发；秋冬阳气该少、该收的时候，要帮助收藏，不是要达到阴阳平衡。过分强调"阴阳平衡"是不懂五运六气者对大家的误导，阴阳平衡是一种调节措施，是手段，不是终极目标。现在中医界常讲：什么病都是阴阳不平衡造成的，阴阳平衡了什么病都没有了，这是很大的误导。假如阴阳平衡是终极目标的话，我们发明个阴阳的测量仪器，测出小孩阳多阴少，那是不是要把小孩抑阳扶阴，调成阴阳平衡？老年人一般是阴气重、阳气少，少动多静，如果把老年人调成阴阳平衡，少静多动了，老人还能长寿吗？在一年中也是这样，春夏阳要多一些，秋冬阳气收藏，植物都在凋零，此时补阳气，让阴阳平衡，让植物重新开花，把冬眠了的动物赶出来活动，是不是就要乱了？所以把阴阳平衡的调节手段看成终极目标是错误的。太极图讲的是动态，阴阳是两种象态，整个自然界都处在动态中间。把握动态的规律，其实就是一种波形运动，不是进化论的线性发展。人体跟自然界的波要同步，这样对人体是有利的。如果日间阳气多时去睡觉；晚上自然界阳气收藏，阳气少时又非要出来活动，这样跟自然界不同步，就对身体不利。

所以"天人合一"不是形态上天有什么，地有什么；不是天有日月五星，人有七窍，在自然界找形态上的相似。这是不了解"天人相应"的真正含义。"天人相应"强调的是动态，追求形态上的相同没有意义。"天人合一"中"合"的实质是什么？学了五运六气才知道。

……

怎样运用五运六气治病？这涉及对人体自身的抗病能力重新认识的问题。过去我们西化得厉害，总是从物质角度去研究药物能治好病的物质基础。西医虽然也讲要调动身体自身的免疫能力、抗病能力，但是西医注重的是物质层面的。我们古人发现了"天人合一"，能使我们的健康达到最佳状态，这种最佳状态对治病方面能起什么作用？这几年我们承担国家科技重大专项课题的时候，就开始研究这些问题。通过大量实践证明，许多病可以不去治，就可自愈。开始是在一般常见病中发现的，比如皮肤病，可能完全没有用治疗皮肤病的药物，一些并不是皮肤科的医生，可以取得皮肤病专家都不可思议的疗效。如山东省名中医李宏2个多月把一例严重的牛皮癣患者治愈，全部用的是运气思路。去年有个典型案例，北京的一个西医医生，自己皮肤病严重，北京许多专家都治疗过了，效果不理想。后来看到青岛市海慈医院的儿科医生王静在《中国中医药报》上发表的2篇运用运气思路治疗皮肤病的文章，就找到了王静医生。作为小儿科医生，王静并不知道他得的是什么皮肤病，也没有按皮肤病的治疗思路用药，结果调理一个半月后，患者严重的皮损全消退了。

后来进一步发现一些严重的病，比如肿瘤。原来我们治疗肿瘤，只是把五运六气作为一种帮助提高疗效的措施。西医用抗肿瘤的方案，再加五运六气思路提高疗效。有些医生刚接触五运六气的时候也是这种思路，在辨证论治基础上加一些五运六气思路，认为五运六气是助推剂、增效剂。后来发现，全部用五运六气原方效果更好，于是我们把它从后备、配合的位置提升到主力。看到许多报道，凡是取得神效的，绝大多数是原方。因此才认识到五运六气不是助推剂，不是针对病的，是通过调天人关系，激发了自身的愈病能力。去年我在北京"中美国际肿瘤大会"上介绍了四个肿瘤病例，有一个是2018年6月中旬肺癌四期胸膈转移的患者，来诊之前抽了两次6400ml的胸水，本来已经没有希望了，只想多活几天。通过中药治疗，到9月时，已经可以打3小时的乒乓球了，根本看不出来是病人，10月时检查各项指标都恢复正常。但是给他用的药里是没有所谓的抗肿瘤药的，全部是调运气的思路。这给我们一个启示：在调节身体状态的时候，身体所发挥的抗病能力是远远超过我们的预期的。比如针灸治疗就没有给予患者物质，完全是调动患者自身的力量。用运气方疗效的神奇，比单纯的针灸又拓展了一个角度。

我们现在要做的工作，是通过大量的临床实例，展现古人推崇的思想："正气存内，邪不可干""气血冲和，万病不生"。现在有些讲经方的人，实际上对经方并没有很好地理解，还是从西医治病的角度看。经方比一般的方疗效好一些，但是《汉书·艺文志》对经方的定义最后落实在"通闭解结，反之于平"。疾病的发生，都是因为气血不通。真正的经方治病，是"辨五苦六辛，致水火之齐，以通闭解结，反之于平"。辨五苦六辛就是辨药物的五运六气，就能达到通闭解结，气血平和，所有的病都能好。

健康是天人之间动态节律的和谐与同步，运用五运六气治病就是调天、人的动态和谐。从调"天人合一"入手，是更高层次的诊疗体系。以健康为中心，顺天应时，调整人的动态节律，则不治病而病自愈。

九、一个古稀老人2019年的主要学术活动回放

从2006年退休起，顾植山不仅没有赋闲，反而更忙了。他开启了自己的"三城"出诊生活。在合肥、无锡、江阴三个城市定期出诊，平均每年出诊时间不少于120天。其余的时间，则是以带徒讲课为主的学术活动。

2019年，顾植山在出诊120天之外，主要学术活动如下：

2019年2月23日，参加"世界中医药学会联合会2019年分支机构会长级会议"。

2019年2月24日，受邀参加"北京地区第三届五运六气学术沙龙"，做指导发言。

2019年3月25~28日，国家级继续教育项目"全国五运六气高级师资培训班"在北京中医药大学举办，顾植山作为培训班负责人，承担连续四天的主讲和临床带教。

2019年4月15日，受邀参加在上海举办的"第四批全国中医（临床、基础）优秀人才研修项目'强素养'培训班"，并讲授"五运六气与中华文明"。

2019年4月22日，参加在江阴市举办的"五运六气专业委员会成立大会暨江阴市龙砂医学流派五运六气传承推广培训班"，做"发掘传承龙砂医学的重大意义"主题授课。

2019年4月24日，参加在北京举办的"2019中美肿瘤学前沿双边论坛"，并做"天人合一及其在肿瘤防治中的实践体会"主题发言。

2019年4月26日，在山东中医药大学做"为什么要学习五运六气"的主题讲座。

2019年4月27~28日，出席"山东省五运六气专业委员会学术年会暨五运六气临床应用及传承经验培训班"，并做"五运六气若干问题讨论"的学术报告。

2019年4月29日，出席在邹城举办的"首届中医药文化节经方论坛暨第二届五运六气峄山论坛"，做"五运六气与大健康"的学术报告。

2019年5月17~20日，出席在陕西省宝鸡市举办的国家级继续教育项目"全国第七届五运六气临床应用培训班暨宝鸡市中医药学会五运六气专业委员会成立大会"，做"五运六气与中华文明"的主题授课，并为龙砂医学流派传承工作室宝鸡市中医院推广工作站揭牌。

2019年5月21日，出席"江苏省中医院首届易运论坛暨易运学堂开班仪式"，做"不讲五运六气学说，就是不了解祖国医学"的主题讲座。

2019年5月27日，在广西中医药大学第一附属医院做"为什么要学习五运六气"的学术报告。

2019年5月28日，作为特邀嘉宾出席由上合组织在广西防城港举办的"IMICF智能时代与现代中医论坛"，并做嘉宾发言。

2019年6月2日，在北京海外华侨华人中医药培训基地举办的"睡眠障碍和抑郁症的中西医结合治疗研习班"做演讲。

2019年6月17~21日，参加中华中医药学会五运六气研究专家协作组主办的"2019年顾植山中医五运六气临床应用培训班"，先后在基础班和高级班进行了4场授课。

2019年6月26日，参加在南京举办的"全国中医临床特色技术传承骨干人才培训班第一期中医学术流派临床特色技术研修班"，并做"龙砂医学与中医主要特色"的主题授课。

2019年7月3日，参加在西宁举办的"全国名中医经典传承论坛"，并做"龙砂医学·五运六气·中华文明"的主题授课；当晚，举行了国家中医药管理局龙砂医学流派传承工作室青海省中医院后备传承人拜师仪式，21人拜师。

2019年7月19~22日，参加在无锡举办的，由中华中医药学会主办、北京中医药大学继续教育学院和无锡市龙砂医学流派研究所承办的国家级继续教育项目"全国五运六气高级师资培训班（第二期临床班）"，并做"从五运六气看中医理论的特色优势"的主题授课。7月19日，江苏省中医药学会五运六气专业委员会成立。

2019年8月10~12日，出席在锦州举办的，由中华中医药学会主办、锦州医科大学第二附属医院承办的国家级继续教育项目"五运六气临床应用培训班"，并做"为什么要学习五运六气"的主题授课。

2019年8月13日，顾植山教授在辽宁中医药大学附属医院开讲"从五运六气看中医理论的特色优势"，并为龙砂医学流派传承工作室辽宁中医药大学附属医院推广工作站、名老中医传承工作室揭牌，并参观中医经典病房，进行会诊，指导工作。

2019年8月18日，广东省中医药学会五运六气专业委员会成立，同期举办"五运六气理论与临床运用培训班""顾植山教授五运六气学术思想与临床经验研讨会"。

2019年9月6~9日，参加由中华中医药学会主办、汉川市人民医院承办的国家级继续教育项目"膏方的理论、应用与制作工艺培训班"，并做主题为"五运六气与神农文化、中华文明关系"的主题授课，同时为龙砂医学流派工作室汉川市人民医院推广工作站揭牌。

2019年9月20日，参加在天津举办的由《中国中医药报》主办的"2019年顾植山中医五运六气临床应用培训班"，做主题为"学习五运六气的重要意义"的授课。并为龙砂医学流派传承工作室天津市武清区中医院推广工作站揭牌。

2019年9月28日，参加在上海举办的"中华中医药学会膏方分会成立大会暨2019年第十一届全国中医膏方交流大会"，应聘担任该分会顾问并做主旨发言。

2019年10月10日，参加在曲阜举办的"第二届全国中医优才论坛"，做主题为"五运六气的传承与创新"的讲座。

2019年10月20~23日，出席由江苏省中医药学会、江阴市卫生健康委员会、国家中医药管理局龙砂医学流派传承工作室主办的国家级继续教育项目"龙砂医学特色诊疗技艺培训班暨第八届龙砂医学（国际）论坛"，并授课。21日晚，举行龙砂医学流派二轮建设首批后备传承人拜师仪式，247名中医骨干人才拜师。

2019年10月25日，参加在北京举办的由国家癌症中心主办的"第二届中西医肿瘤国际论坛暨世界中联肿瘤经方治疗研究专业委员会第五届学术年会"，并做主题为《从五运六气治疗肿瘤谈天人合一的临床意义》的讲座。

2019年11月7~8日，出席在匈牙利召开的"第十六届世界中医药大会"并做主题发言。

2019年11月8~13日，在瑞士主持"瑞士中医药学会五运六气推广班"并授课。

2019年11月24日，出席北京中医药学会五运六气专业委员会成立大会，并为龙砂医学流派传承工作室北京中医药大学东直门医院传承推广工作站揭牌。同日在国家级继续教育项目"治未病理论及适宜技术推广研修班"上，做主题为"从五运六气看中医学的健康观和疾病诊疗体系"的讲座。

2019年12月7日，受邀在"第二届世界中医药科技大会暨中医药国际贡献奖颁奖大会"上做"炎黄文明：中医药学守正创新的根本"的主旨发言。12月7日晚，在第二届世界中医药科技大会五运六气分论坛做"从五运六气看中医学的健康观和疾病诊疗体系"的主题讲座。

| 第八章 |
让龙砂医派与运气学说重新光大

风起龙砂。

南风之薰兮，可以解吾民之愠兮。

在自古繁华锦绣的江南，有一座历史名城——江阴。城之东，有两座秀丽的小山绵延起伏，山上林木郁郁葱葱，晨暮之际，云霞雾岚，仙气飘飘。这就是龙山和砂山。在中医史上享有盛名的龙砂医学流派就在这里发源。

清嘉庆学者孔广居先生在《天叙姜公传》中说："华墅（"华士"的旧称）在邑东五十里，龙、砂两山屏障于后，泰清一水襟带于前，其山川之秀，代产良医。迄今大江南北延医者，都于华墅。"光绪年间，苏州医家姜成之收集到龙砂地区清代早中期的戚云门、王钟岳、贡一凡、孙御千、戚金泉、叶德培、姜学山、姜恒斋（姜健）、姜宇瞻九位医家的医案汇编出版，书名题为《龙砂八家医案》（实为九家）。足见龙砂医学的影响，已引起当时的医学中心苏州医学界的关注和重视。

一、传承龙砂医派薪火责无旁贷

江阴市古称暨阳、澄江，为延陵古邑，春申旧封，1645年因血战清兵81天而名垂青史，誉称"忠义之邦"。江阴是中国制造业第一县，长期占据全国县域经济的排头兵之位。在这块不足1000平方公里的土地上，有51家上市公司，成为中国资本市场上亮丽的"江阴板块"。

因地处大江之阴得名的江阴，有鲜明的人文个性。江阴人被誉为南方人中的北方人，民性刚，重气节，重担当。文化名人群星璀璨，从陆文圭、缪昌期、徐霞客、柳宝诒，到刘半农、刘天华、吴文藻、蒋新松，一脉相承，绵绵不绝。

江阴市政府一直想打造另一个特殊的板块——以龙砂医派为内涵的江阴中医文化板块，重塑龙砂医派往日的辉煌。

2006年，顾植山甫从安徽中医学院教学岗位上退休，谋深虑远的江阴市政府立即把顾植山请回了江阴。2007年，由顾植山任所长的"致和堂中医药研究所"宣告成立，因为顾植山不仅是五运六气学说的领军人物，也是江阴致和堂创始人柳宝诒的四传弟子。致和堂中医药研究所事实上是为顾植山量身而制。一方面，家乡政府热情并坚执邀请；一方面，作为龙砂医派的传人义不容辞，顾植山便承担起让龙砂医派再放光芒的重任。

顾植山接过龙砂医派传承重担的那一刻，眼前不禁浮现出当年在母亲指导下苦读中医经典的情景。母亲称"五运六气是宝贝"的话和龙砂经方大家曹颖甫的《经方实验录》，最早在顾植山的心田上播下了五运六气的种子。时至今日，顾植山仍对曹颖甫先生晚年所著《经方实验录·原序》中的话记忆犹新："（曹颖甫）年十六，会先君子病洞泄寒中，医者用芩连十余剂，病益不支，汗凝若膏，肤冷若石，魂恍恍而欲飞，体摇摇而若堕，一夕数惊，去死者盖无几矣。最后赵云泉先生来，授以大剂附子理中加吴萸、丁香之属，甫进一剂，汗敛体温，泄止神定，累进之，病乃告痊。云泉之言曰：今年太岁在辰，为湿土司天，又当长夏之令，累日阴雨，天人交困，证多寒湿，时医不读《伤寒·太阴篇》，何足与论活人方治哉！"龙砂医家运用五运六气思想在临床上取得的卓效，通过曹颖甫的"印象"深刻影响了顾植山。

龙砂医学有三大特色：一是五运六气，二是经方，三是膏方。为把这三大特色传承好，顾植山在致和堂中医药研究所建立了相应的三个研究室。历代龙砂名医对五运六气理论的研究和应用著述颇丰，如明代吕夔的《运气发挥》，清代缪问所注、姜健所传的《三因司天方》，王旭高的《运气证治歌诀》，吴达的《医学求是》有"运气应病说"专论，薛福辰的《素问运气图说》，高思敬的《运气指掌》等。龙砂姜氏世医临床善用三因司天方治疗内伤外感各种疾病，更成为独家绝技。

顾植山执掌致和堂中医药研究所后，把五运六气的研究搞得风生水起，影响力不断提升：

2008年4月，顾植山参加国家中医药管理局"中医药应对突发公共卫生事件工作座谈会"，在会上做了《中医五运六气理论对疫病发生的相关性研究》的专题汇报发言。

2008年9月，致和堂中医药研究所承办了由中华中医药学会主办的国家级继续教育项目"中医五运六气研讨班"和"全国五运六气学术研讨会"，两项活动均由顾植山担任主讲。

由顾植山担任主讲的五运六气培训班学深受学员欢迎，报名者踊跃，每年举办的五运六气国家级继续教育培训班逐年增加。2013年后，每年要举办8~10次。

2008年底，由龙砂医学研究所牵头的"中医疫病预测预警方法研究"被列入国家"十一五"科技重大专项。

龙砂医学研究所在承担国家科技重大专项时，与中国科学技术大学从事科学史、统计学、计算机等方面的专家共同组成课题组，围绕中医疫病预测预警方法进行多学科合作研究。

2010年后，顾植山与科技各界进一步加强了交流合作。2010年6月，顾植山专程访问了华南师范大学中医药与光子技术实验室；2010年11月，顾植山访问了长江水利委员会水文局，后与水文局有关专家就疫病与灾异预测的相关性及水文资料在五运六气研究中的应用等问题多次进行了讨论；2011年3月参加北京师范大学与美国科罗拉多大学联合举办的"人类健康与环境"国际会议，顾植山在会上做了《中医五运六气理论对气候变化与疫病发生规律的认识》的主题演讲；还曾应邀在中科院安徽光学精密机械研究所做题为《中医学对自然变化周期性规律的认识》的专场学术报告。

龙砂医学流派和五运六气的推广与传承，业已在齐鲁大地落地生根，开花结果。山东省政府已将普及五运六气理论纳入了《山东省人民政府关于贯彻落实国家中医药发展战略规划纲要（2016—2030年）的实施方案》，在全国率先成立了山东省中医药学会五运六气专业委员会，并先后在多个地市成立专业委员会，主办全国和全省的运气临床应用继续教育项目。全省中医骨干、五级师承、"三经"传承等学习培训班等都有专题宣讲，直接受众已超过一万人次。

顾植山一方面发掘整理龙砂医学流派的遗产，另一方面把五运六气与龙砂医派融为一体面向全国传承推广，使龙砂医派的影响走出江南一隅，传向神州大地。

2011年"龙砂医学的发掘与研究"课题通过结题验收。

2012年，国家中医药管理局启动对中医学术流派传承工作室建设项目，龙砂医学流派率先成为建设项目的试点，并在广东省中医院和山东省临沂市人民医院建立了两个推广工作站，随后入选首批立项的全国64家中医学术流派传承工作室建议项目。

2012年8月，首届"龙砂医学国际论坛"举办，以后每年举办一次。

2013年，无锡市机构编制委员会批准成立"无锡市龙砂医学流派研究所"，特聘顾植山担任所长。无锡市中医医院29名医师踊跃报名争当龙砂医派后备传承人，通过考试首批遴选了12人，之后逐年扩增。2019年研究所升级为研究院，顾植山任院长。

2013年，在广州召开的"全国中医学术流派传承工作室建设项目启动会"上，顾植山作为龙砂医学流派的代表性传承人暨传承工作室建设项目的负责人，做了题为《流派传承显生机》的试点工作经验介绍，为全国的中医学术流派传承工作起了示范作用。当年10月，中华中医药学会与龙砂医学流派传承工作室联合主办了"全国第五次中医学术流派交流会"，全国主要中医学术流派汇聚江阴，成为中医界一大盛事。

顾植山说，我的宗旨不是为流派而流派，流派传承的最终目的是要让一个流派的"独家秘术"成为大家都能共享的知识和技术。所以我们要努力做好传承推广工作，争取成为最早被"终结"的流派。

顾植山对前来拜师学习的弟子倾囊相授，毫无保留，一视同仁，传承弟子每次跟师抄方，都会有新的收获，业务上进步都很快。进行流派传承工作试点时，龙砂医学流派研究所与广东省中医院、山东省临沂市人民医院建立了合作共建关系。试点实践证明，流派传承工作使合作共建单位的中医状况发生了很大改变。

临沂市人民医院的龙砂特色门诊临床疗效得到很大提高，拜师弟子很快从一名普通医生成长为全市名中医，并使这家医院ICU的危重患者请中医会诊形成常态，也在临沂市人民医院掀起了西医学习中医的热潮。

目前，龙砂医学流派研究院已新增无锡市中医医院、山东省中医院、辽宁省中医药大学第一附属医院、北京中医药大学东直门医院等共26家单位为合作共建推广单位。

顾植山除每年多次参加全国性和国际性学术会议、国家级继续教育项目外，还在包括人事部中医骨干人才能力建设培训班，国家中医药管理局第二、三、四批全国优秀中医临床人才研修培训班，国家中医药管理局传染病专项临床人才研修班，国家中医药管理局全国中医临床骨干人才培训班、上海市"海上名医传承高级研修班"等培养高级中医人才的培训项目上讲学，并应邀在中国中医科学院，中国科学技术大学，北京、上海、南京、福建、山东、浙江、辽宁、黑龙江、长春、天津、山西、广西等中医药大学做专题学术报告。

二、如数家珍说龙砂巨子

1. 奠基首功陆文圭

宋末元初的大儒陆文圭于龙砂医派的创立有奠基之功。太极河洛思想和五运六气学说为宋代两大显学，张仲景的伤寒学也于北宋时期成为医家经典。宋代的这些学术精华经过作为东南宗师的陆文圭的传承阐扬，在龙砂地区得到很好继承和发扬。

陆文圭18岁即以《春秋》中乡选。宋亡，隐居城东华士，号"墙东"，家居讲授。元帝数遣使驰币聘之，以老疾不果行，卒年八十五岁。陆氏博通经史百家及天文、地理、律历、医药、算数等学，《元史》评论其"为人刚明超迈，以奇气自负"；"文圭为文，融会经传，纵横变化，莫测其涯际，东南学者，皆宗师之"。这样一位大学者长期定居华士讲学传道五十年，培养了大批文化和医学人才，为龙砂地区文化的发展和龙砂医学的形成起到了重要的奠基作用。

2. 清初以姜氏最为著名

清代初期，龙砂地区的医家以姜、叶两家世医，尤以姜氏最为著名。

华士姜氏家传医学九世，历盛200余年。二世姜礼，字天叙，生于清顺治十一年，卒于雍正三年，著作有《风劳臌膈四大证治》《仁寿镜》《本草搜根》《春晖堂医案》等。文献记载其"岐黄之外，旁及玄功"，"名噪大江南北"，能预知死期。姜氏之学精于五运六气，其孙姜健临床善用三因司天方。晚清同里名医瞿简庄（承淡安的老师）曾评价说："天叙先生之医学弘博，有非时下所能望其项背者。"所著《风劳臌膈四大证治》曾入选高等医药院校四版教材《中医各家学说》，曹颖甫评其"旁征博引，参以己意，至为详审"；承淡安评其"阐扬经旨……抉奥发微，分疏清晰"，"理精辞约，非数十年之学力，曷克臻此哉！"从二世姜礼、三世姜宗岳、四世姜健到五世姜大镛，"名噪大江南北，数百里间求治者踵相接"。

姜健，字体乾，临床重视运气学说的应用，善用陈无择的《三因司天方》。据同时名医缪问记载："吾邑姜体乾先生治病神效，读其方必多至二十余品，心窃非之。然人所不能措手者，投剂辄效，殊难窥其底蕴也。后登堂造请，乃出宋版陈无择《三因司天方》以示，余始知先生之用药，无问内外气血，每于司天方中或采取数味，或竟用全方，然后杂以六经补泻之品。故其方似庞杂而治病实有奇功。"

姜体乾的医术曾让大名医叶天士倾服。文献记载"体乾游苏适居天士（指叶天士）同时比邻，凡有就叶诊弃之者辄为之治。一日见坠泪咨嗟者曰：'势将奈何？'急询其故，知天士断其木叶落时定难飞渡。体乾即为之诊曰：'病固急矣，勉为处方。'不特璧其诊资，并助以药资，嘱服十剂，果验。天士闻而骇曰：'是谁能挽回斡旋与？'因知我华士有姜体乾公之医道。天士先生特来华士谒姜公，并谦曰：'昔日有眼不识泰山，今特来请出山。'体乾下榻曰：'余处穷乡，贫病者多，不能出。'乃款留而去。"

乾嘉时期，龙砂地区已是医家荟萃，形成了名医群体，影响已远出江阴及其周边地区。

3. 晚清以柳宝诒为杰出代表

柳宝诒，字谷孙，号冠群，人称"冠先生"，龙砂地区周庄镇人。清同治四年（1865年）考中第一名秀才。光绪十一年（1885年）以优贡入京，任正红旗官学教习，兼行医于京。士大夫以病求治，辄着手成春，声名渐显。后弃官归里，精研医道，数年间名声大振，江浙学子来归者甚众。柳氏著作存世者有《温热逢源》《柳选四家医案》《素问说意》《惜余医案》《柳致和堂丸散膏丹释义》等。另据光绪三十年刻本《江阴柳氏惜余小舍医学丛书目录》所列，柳氏著作尚有《疟痢逢源》《评医琴川医家三种》《梓贤医案十六家》《清芬医案》《鸿雪医案》等，均佚。1965年，上海张耀卿据《临证治验录》《惜余医话》《仁术志》3个抄本整理成《柳宝诒医案》，由人民卫生出版社出版。

柳氏继承龙砂医学传统，重视对《黄帝内经》的研究，有《素问说意》之作。所著《温热逢源》3卷，从六经究温病，强调"伤寒温热，为病不同，而六经之见证则同；用药不同，而六经之立法相同。治温病者，乌可舍六经而不讲哉！"其书又专论伏气温病，认为温疫病因乃寒郁热化，"所受之寒，无不伏于少阴"。邪伏少阴之说，深得《黄帝内经》运气学说的精髓。

柳宝诒的学术思想，对龙砂及其周边地区的医家影响甚巨。江阴朱氏中医号称"一门三杰"（朱少鸿、朱凤嘉、朱莘农）。朱少鸿之子朱凤嘉在《论伏邪伤寒证治之概要》中，就发挥了柳宝诒的伏邪思想，谓"伏邪为病，包括温暑"，"天下之病，孰有多于伏邪者乎？"朱少鸿之弟朱莘农的著名观点是"夹阴伤寒"，所论"盖缘先天少阴之素虚，偶一不慎，而寒邪直中虚处"，"足见少阴阴阳亏虚，寒邪才能深入"。与柳氏少阴伏邪说一脉相承。

柳宝诒重视传承教育，弟子达百余人，其中如薛文元、邓养初、金石如、吴晋丰等，俱成为医学名家。

因柳宝诒的学生薛文元、再传弟子章巨膺及同乡晚一辈的曹家达、朱少鸿等俱悬壶上海，柳氏学术思想在近代上海中医界有重要影响。

4. 一吴一张各有高明

稍早于柳宝诒的名医吴达，重视运气之学。其《医学求是》云："证之变化，随岁时而转旋。"并记述了许多实例来证明此说，例如："若丙子秋，所见之证大都脉数、舌光、发热、少汗、干咳、喉痒、咽疼、口渴,一派秋燥……盖丙子岁,少阴君火司天,阳明燥金在泉,夏秋多旱,人与天地同气,故所见燥证极多。今岁丁丑,太阴湿土司天,太阳寒水在泉,夏秋多雨,暑令不热,秋病湿证居多。"吴氏在《医学求是·运气应病说》中总结说:"惟就余迩年所历时证之多者,验之运气,往往相合。特因病以测岁气,非执岁气以求病也。"吴氏从临床实际观察谈对运气学说的体会,可谓实事求是而能活用运气理论者。

稍晚于柳宝诒的张洵佳,龙砂华士镇人,晚清优贡,博学精医,曾为徐世昌塾师,后以医名称著京师。晚年退归故里时,慈禧骤病,由徐世昌举荐,被急电召赴京城为慈禧治病。1907年张洵佳病逝,徐世昌赠以"江藩宗师"匾额。

5. 五位大教育家影响深远

曹颖甫、薛文元、承淡安、郭柏良、章巨膺五位中医教育家,对近现代中医教育的贡献巨大,对龙砂医派影响深远。

曹颖甫与柳宝诒同为龙砂地区周庄镇人。曹氏在学术上专宗仲景之学,善用经方;所著《伤寒发微》《金匮发微》,推崇张志聪、黄元御之说,而张、黄两氏,皆以重《内经》、重运气而讲气化著名。

曹颖甫曾长期在丁甘仁创办的上海中医专门学校任教,并较长时间担任教务长,教过的学生有秦伯未、章次公、陈存仁、严苍山、许半龙、程门雪、王一仁、张赞臣、王慎轩、丁济华、黄文东等,后均成为中医名家。

薛文元,柳宝诒嫡传弟子,医名望重于上海,是上海市国医公会和全国医药团体总联合会的发起创办人之一。1931年冬,上海中国医学院创办未久,濒临倒闭。薛文元受上海国医公会委派出任院长,使上海中国医学院出现空前的安定和兴旺,办学规模和社会地位、师资力量等都超过当时国内其他中医学校,因而被誉为"国医最高学府"。

薛文元的入室弟子盛心如也长期在上海中国医学院任教,并担任过事务主任、训育主任等职。在薛文元、郭柏良任院长期间,上海中国医学院培养的学生成为著名医家的有朱良春、颜德馨、梁乃津、何志雄、陆芝青、董漱六等。

章巨膺为柳宝诒的再传弟子,一生从事中医教育事业,桃李满天下。主要弟子有何任、王玉润、钱伯文、凌耀星等。

章氏认为《伤寒论》是对《内经》理论的运用和发展,强调要在学好《内经》理论的基础上学习《伤寒论》;在伤寒与温病的关系方面,章巨膺曾说:"在卅年前，我也片面地崇奉仲景，不同意叶、吴"，"崇奉仲景，不同意叶、吴。"恰是柳宝诒的观点，反映了章氏早期对柳宝诒学术思想的传承。尽管章氏后来对叶、吴的看法有所改变，但章氏仍强调温病属于伤寒的一部分，故章氏多据《内经》阐释《伤寒》，从《伤寒》而论温病；曾发表《宋以来医学流派和五运六气之关系》，从五运六气的角度分析了中医各家学说形成的原因。章氏重视《内经》《伤寒》和五运六气，不离龙砂医学本色。

上海中医专门学校、上海中国医学院和上海新中国医学院是中华人民共和国成立前上海办学时间最长，影响最大的三家中医学校，那时《柳选四家医案》在上海中医界流传极广，几乎人手一册，这与曹颖甫、薛文元和章巨膺分别主持三校教务时的推介有一定关系。

承淡安，龙砂华士镇人，我国近现代著名的针灸学家、中医教育家，中国科学院学部委员（院士）。为龙砂世医，少从父学，后从同邑名医瞿简庄习内科，通内、外、儿各科，尤以针灸见长。承淡安为推广针灸事业，1928年始在苏州、无锡等地开办针灸教育研究机构，广收学员，抗日战争期间到四川仍坚持办学，20年间培养学生逾万，遍布海内外。弟子赵尔康、邱茂良、谢锡亮、陆善仲、孔昭遐、留章杰等均为针灸名家。1954年出任江苏省中医进修学校（南京中医药大学前身）校长，该校师资班为全国各中医院校输送了大批优秀师资，被誉为中医界的"黄埔军校"。单被选派去北京的就有董建华、程莘农、王玉川、王绵之、颜正华、印会河、程士德、刘弼臣、杨甲三等，为北京中医学院（北京中医药大学前身）的创办和发展起到重要作用。国医大师周仲瑛、张灿玾、班秀文等也都毕业于该校办的师资班。承氏著作颇丰，主要有《中国针灸学》《铜人经穴图考》《子午流注针法》《针灸菁华》《伤寒论新注》等。承氏重视子午流注，与龙砂医家重视五运六气的传统一以贯之。

三、"龙砂膏滋方"成为风靡品牌

"龙砂膏滋方"本是龙砂医派传统膏方，但清末以来，一直局限于江浙一带。近几年之所以渐渐风靡大江南北，这与顾植山对龙砂膏方的大力推广不无关系。

2007年，龙砂医学流派研究所首先在江阴市科学技术局申请了"致和堂膏滋药制作工艺研究"的科研课题，对柳宝诒的膏滋药制作工艺进行了发掘整理。2009年致和堂膏滋药制作技艺成为江苏省非物质文化遗产，顾植山个人获"2007

年度江阴市科协科技创新人才一等奖"。2011年，致和堂膏滋药制作技艺成为国家级非物质文化遗产。2012年"膏方理论与临床应用研究"课题，获江阴市科学技术进步奖。从2009年至今，顾植山每年都举办1~2次国家级膏方培训继续教育培训班，在全国多个省市推广"龙砂膏方"。

若仅从剂型上而言，膏剂属中医丸、散、膏、丹、酒、露、汤、锭八种剂型之一。膏剂又分为内服膏剂与外用膏剂，外用膏剂又叫膏贴、薄贴、膏药等；早期内服膏剂有时也冠名"某某煎"，如《金匮要略》中的大乌头煎、猪膏发煎等便是。

顾植山对膏剂和"膏方"的源流做了深入梳理。指出：最早出现在《五十二病方》中的"肪膏""脂膏""蠡膏""豹膏""蛇膏"和《黄帝内经》中的"豕膏""马膏"等，基本上都是动物脂肪，外敷涂抹于体表（故"膏"作动词用，又有涂敷的意思），主要用以治疗外、伤科疾病。以后把用植物熬成的黏稠膏状物也都叫作膏，不再专指动物油脂。

膏方不是剂型概念，严格说来应称之为膏滋药，是特指冬天用膏调养身体。膏方最早发端于江浙，是在命门理论指导下形成的。顾植山说，现在有些人口头上讲的吃"膏方"实际上是吃"膏滋"，只有医生开的膏滋处方才叫"膏方"。至今在"膏滋"民俗区，尤其是在龙砂文化区，大家仍习惯叫"吃膏滋"。

"膏方"是以养生保健为主要目的而服用的中药膏剂，又称"膏滋"。这是中华中医药学会《中医养生保健技术操作规范·膏方》中对膏方的定义。明确指出膏方的主要目的不是治病（治"已病"），而是养生调体"治未病"，这种定位是正确的。

龙砂医学流派传承工作室对江浙一带冬季服用膏滋进补的民俗进行了调查，发现民间服用膏滋进补的民俗范围主要是江南的苏锡常沪和浙北地区，环太湖的龙砂文化区是膏方民俗的中心，在龙砂文化区的民间至今流传着冬季自己制作"膏滋"的传统。

顾植山认为，冬补选择"膏滋"有独特的剂型优势。膏剂黏稠，在体内停留时间长，比其他剂型可以更好地发挥滋养作用。《灵枢·五癃津液别》谓："五谷之津液，和合而为膏者，内渗入于骨空，补益脑髓。"冬令进补以填补命门元精为主，膏剂就比较适合。此外，膏剂还有服用方便、口感好、易于贮存、方便携带等剂型优势。

"龙砂膏滋"的产生有其深厚的文化积淀。龙砂地区襟带三吴，古来便是富庶的文人荟萃之地。宋末元初的江阴大学者陆文圭集两宋学术的大成，被学界推崇为"东南宗师"。陆氏在龙砂地区专心致力于包括中医学在内的文化教育事业达50余年，培养了大批文化、医学人才。陆氏秉承两宋河洛思想，创立了明清命门学说。由陆文圭奠定文化基础而形成的龙砂医学流派，运用命门学说和"冬至一阳生"的思想，丰富和发展了《黄帝内经》的"冬藏精"理论，在江南地区倡议和推动了膏滋方民俗。擅用膏滋方养生"治未病"是龙砂学术流派的重要特色之一。

顾植山分析，"龙砂膏滋"有四大特色。一是经过研究历代龙砂医家膏滋方脉案，归纳龙砂膏滋具有顺应"冬至一阳生"思想，注重命门元阳；二是讲究阴阳互根，阴中求阳；三是结合五运六气因时制宜；四是注重熬膏技艺，制作精良。

"龙砂膏滋"遵循七损八益时机。始见于《素问·阴阳应象大论篇》的"七损八益"，实乃《黄帝内经》调阴阳的基本大法。它强调的是自然界阴阳与人体阴阳之"象"的对应，人体的一切活动需要与自然界的阴阳气化之"象"保持一致，"七损八益"恰是大自然阴阳气化的象态特征。根据顾植山绘制的三阴三阳太极时相图，八位于东北方，相应于初春"太阳为开"之处，天气左升右降，八之后阳气渐旺；七位于西方主秋之位，七之后"阳明为阖"，阳气逐渐闭藏。《素问·四气调神大论篇》说："夫四时阴阳者，万物之根本也，所以圣人春夏养阳，秋冬养阴，以从其根，故与万物沉浮于生长之门。"这里"春夏养阳"就是"益八"，"秋冬养阴"则是要顺从"七损"的自然规律，"阳杀阴藏"，帮助阳气收藏。

因为冬天的阳气以"精"的形式封藏于正北少阴之位，故有"少阴君火"之说。北方坎卦阴中之一阳称"龙火"，即下降寄居于肾水中的心火（故命火与心火异名同源）。冬季封藏于少阴之位的阳气精华，是来年万物生发的原动力，为强调其对生命的重要性，故称之为"命门"。肾与命门的关系，据此可以明了。

"命门"即"生长之门"。春夏阳气表现在外为"浮"，秋冬阳气收藏于内为"沉"。遵从七损八益是原则，"春夏养阳，秋冬养阴"是方法，"与万物沉浮于生长之门"是境界。

根据"七损八益"规律，对一些入秋以后阳气失于收藏的人，在秋季可以先服用一些秋膏，使之作为冬令进膏滋的"开路膏"，目的在于使阳气得到更好的收藏。

"龙砂膏滋"为什么提倡冬至开始服用？顾植山如此解其玄机：因为冬至是阴极而阳生之时。杜甫有诗云："天时人事日相催，冬至阳生春又来。"朱淑真也道："黄钟应律好风催，阴伏阳升淑气回。"依据顾氏三阴三阳开阖枢图，可以充分理解冬至一阳生的概念。顺应自然规律冬服"膏滋"，在阴极阳生之时，服用一些滋补肾命的药物，有利于肾藏精的功能，但藏精还需化气，只讲补肾填精是不够的。龙砂膏滋顺应"冬至一阳生"的气化规律，在温阳滋肾药中，常会酌加黄芪、桂枝等帮助阳气升发的药品。龙砂膏滋讲究"静中有动，动静结合"。加用佐助太阳"开"和"升"的药物，便是一种更高层次的"动"。从龙砂膏滋方中，我们常会看到根据不同年运气特点灵活组方用药的思路。

膏滋原本是用来冬补治未病的，但一些医家在运用膏滋调补过程中，发现冬季服用膏滋对一些慢性病的调理常能收到意外疗效，故而一些医家在冬季也常利用膏滋结合治疗一些慢性病，扩大了膏滋的适应证范畴。

秦伯未先生的《膏方大全》曾指出："膏方非单纯补剂，乃包含救偏却病之义。"国医大师颜德馨教授临床善用膏方，他指出膏方不仅是滋补强壮的药品，更是治疗慢性疾患的最佳剂型。

龙砂膏滋被称为"奉生膏方"，致力于正宗的膏方传承，以养生为主而不是以治病为主。如果治病那就是治病的膏剂。膏滋方常选用滋腻多脂质的药材如地黄、山茱萸、山药、枸杞子、菟丝子、女贞子、麦冬之类，以及阿胶、鹿角胶、龟甲胶等"血肉有情"的药物，因这些药物容易出膏，也与膏剂的特性相谐。而药性清淡少汁的药物就较少入膏。因服用膏滋原本不以治已病为主要目的，故一些治疗性的常用药物，如清热解毒类的黄芩、黄连等，攻下类的大黄、芒硝等，消导类的山楂、莱菔子等，理血类的蒲黄、五灵脂等，传统上一般不入膏方。

顾植山说，他从1995年起自己制膏。膏方是整体调理天人关系，每方用药二三十味以上。从冬至开始服膏，到立春，共45天左右。开一膏方一般要二三十分钟，脉案、抄方，一个都不能少，半天最多能开20料，朱莘农先生一天只开12个膏方。在制作过程中，药要先泡一晚上，制作一料膏需3天时间。收膏要用阿胶、龟甲胶、鹿角胶等。膏还有素、清之分，无动物药的称之为素膏，纯中草药的称之为清膏。辅料主要是蜂蜜、饴糖等，饴糖有升阳的作用。顾植山一年订开膏方二百多料。他特别告诉笔者，现在大家重视养生，而且经济条件都好了，这是好事，但在服用膏方上一定要杜绝浪费。一是量不要太多，二是要按时服用。

顾植山不仅善开养生膏方，用膏方疗病也不少，尤以膏方调治不孕不育著名。

2014年11月30日，有一对结婚10年不孕的夫妻前来求治。主诉：妻刘某，1976年生。不孕10年。2000年结婚，避孕4年，2004年怀孕，孕50天流产，后不孕，多方求治，服用中药无效，素体畏寒怕冷，手脚冰凉，劳累后心慌，乏力，口渴。月经正常，现行经时左下腹隐痛，白带量正常，色黄。抵抗力下降后易发真菌性阴道炎，大便黏滞不爽解不尽。舌淡暗，苔薄腻，边有齿痕，脉细弱。有子宫肌瘤。

夫孙某，1972年生。平时易上火，多汗，大便每日2~3次，稍难解。舌淡边尖红，苔厚腻，脉弦滑，现正感冒，鼻塞，喘。

妻刘某膏方：当归四逆汤+温经汤+十全大补汤。

处方：陈阿胶125g（酒炖），大熟地200g，砂仁泥40g（拌炒），肉桂30g（研末），淡吴茱萸100g（先用开水煅1分钟），净萸肉150g（另煎），鹿角胶90g，别直参60g，大红枣150g，雪蛤油40g，盐菟丝子150g（包煎），剖麦冬300g，川桂枝150g，大川芎100g，炒当归100g，杭白芍150g，粉丹皮60g，怀山药150g，清半夏100g，淡干姜80g，炙甘草100g，辽细辛80g，白木通80g，潞党参100g，云茯苓100g，炒白术150g，上绵芪400g，西防风100g，熟附片60g，紫河车100g，制香附40g，青皮60g，陈皮60g。红糖600g收膏。每服鸡蛋黄大。

夫孙某处方（汤剂）：肥知母10g，炒黄柏10g，大熟地40g，砂仁泥4g（拌炒），怀山药20g，粉丹皮10g，建泽泻15g，云茯苓10g，山萸肉20g，上绵芪30g，炙远志10g。7剂。

2014年12月20日：夫孙某单诊，诉多汗，以头汗为主，进食后尤甚，大便日2次，易上火。舌红苔黄腻，脉沉。

处方1（汤剂）：肥知母10g，炒黄柏10g，大熟地40g，砂仁泥4g（拌炒），怀山药20g，粉丹皮10g，建泽泻15g，云茯苓10g，净萸肉20g，上绵芪30g，炙远志10g，金樱子15g，苏芡实30g。14剂。

处方2（膏滋方）：鹿角胶72g（酒炖），龟甲胶117g（酒炖），盐菟丝150g（包煎），大熟地150g，砂仁泥40g（拌炒），盐车前子150g（包煎），西洋参80g（酒炖），大蛤蚧6对（去头足），北五味100g，覆盆子100g，韭菜子100g，沙苑子100g，金樱子150g，桑椹子150g，补骨脂100g，净萸肉120g，怀山药200g，炒赤芍120g，云茯苓100g，盐巴戟150g，粉丹皮60g，建泽泻100g，天冬100g，麦冬100g，西枸杞100g，炒当归100g，炒黄柏30g，炒知母40g，苏芡实300g，炒莲肉100g，怀牛膝80g，宣木瓜120g，潞党参100g，炒白术100g，炒苍术100g，炙甘草80g。冰糖400g收膏。

2015年4月2日再诊：妻刘某主诉，服膏后，下腹湿热、乏力明显好转，停服膏滋后仍时感乏力，大便黏腻，排便费力。

处方：淡吴萸10g（洗），川桂枝10g，西当归10g，大川芎10g，赤芍药10g，粉丹皮10g，剖麦冬30g，潞党参10g，炙甘草10g，姜半夏10g。7剂。

夫孙某主诉，服膏滋后感乏力减轻，仍多汗，大便排不净感，原脾气急躁明显好转。舌苔黄腻，脉沉弦。

处方：覆盆子10g，怀牛膝10g，宣木瓜10g，大熟地15g，朱茯神15g，明天麻10g，西防风10g，炙甘草6g。7剂。

2015年5月13日，这对夫妇喜报怀孕。2016年2月产一子。

| 第九章 |
一个人的"千人计划"

——弟子群像扫描

知我者，谓我心忧；不知我者，谓我何求？悠悠苍天，此何人哉！

——《诗经·黍离》

党的十八大以来，国家一系列振兴中医新政出台，宣告中医药的一个新时代的开启。

2016年2月，国务院印发《中医药发展战略规划纲要（2016—2030年）》，把中医药发展上升为国家战略；10月，国务院《"健康中国2030"规划纲要》发布，实施中医药传承创新工程，重视中医药经典医籍研读及挖掘。

2017年，我国首部中医药专门法律《中华人民共和国中医药法》施行；中共中央办公厅、国务院办公厅印发《关于实施中华优秀传统文化传承发展工程的意见》。

2018年，国家中医药管理局发布《关于深化中医药师承教育的指导意见》，鼓励发展中医药师承教育。

2019年，《关于促进中医药传承创新发展的意见》印发。

在国家中医药管理局的大力支持下，顾植山从2011年开始开展龙砂医派与五运六气的师徒传承，也开启了一个人的"千人计划"。截至2020年10月18日，已有传承人1200多人，其中正高级职称237人、副高级职称230人、中级职称224人，弟子遍及31个省、市、自治区。有海外弟子3人：马来西亚2人，美国1人。年龄最小的是"90后"，年龄最长者60多岁。

顾植山的师徒传承已形成鲜明的特色：一是传统模式，跟师抄方，言传身教；二是现代教学模式，在课堂、讲座的形式之外，也进行科研课题的开发；三是建立龙砂医派传播平台，既有线上和微信群里的学习、交流、会诊，又有线下沙龙方式的面对面学习、研讨。

李宏：拜师之日是我的新生之时

2012年3月11日，国家中医药管理局中医学术流派传承项目"龙砂医学顾植山教授收徒李宏拜师仪式"在古城青州云门山下的颐寿山庄举行，国家中医药管理局人教司、山东省中医药管理局的领导参加了拜师仪式。

回想起这一天，时任潍坊护理职业学院附属医院副院长的李宏深情地说："拜师之日是我的新生之时！这一天正好是我的生日。我今生学习中医之路上最大的幸运，便是遇到了顾植山老师。"

2011年春，全国第二批中医临床优秀人才研修项目培训班在杭州西子湖畔举办。李宏听了顾植山的演讲，听他诠释中医的基本概念和理论，有如醍醐灌顶、当头棒喝,当时就萌生了拜师的念头。当一个医生容易,当一个明白的医生,难!李宏拜师的初心,是要做一个明医!在顾植山的指导下,李宏把五运六气理论实践于临床,医道医术和疗效突飞猛进。

桂枝汤古称"群方之冠",而现代大多医家认为该方不过是用来治疗外感的解表剂。李宏悟通三阴三阳"开阖枢"理论之后,迅速提升拓展了桂枝汤的运用范围。

一位奇怪的女性患者,年方而立,但3年来却成了无法工作的"废人"。每天早晨醒来就觉得极度困倦,只有上午睡了回笼觉,至下午才感精力稍增,但也只能坚持不卧床,却已无法外出工作,连家务也难胜任,多方求治无效。李宏观其以前用方,皆是补气温阳、健脾强肾之辈。李宏发现,患者所述病史中的"晨起至中午疲倦感重",有明显的时间规律,短则晨昏一日,长可以年论之,于是便问患者:"你这种疲倦感,会不会是每年的春夏重,到了秋冬反而减轻呢?"患者连忙点头称是。于是,李宏便处桂枝汤原方7剂,剂量为常规用量。7天后患者复诊,高兴地说,晨起困倦感明显减轻。后继服半个月诸症消失,1个月后就外出正常工作了。

为什么当初认定的"解表方"会有如此疗效?其实这就是理解了"太阳为开"的意义。患者晨起困倦到午时后缓解,就是在一天之中太阳开、阳气上升的时间段,身体跟不上时间的节律,阳气生发不起来,到午时阳气最盛时,得天地阳气的补充之后,下午才精力好些。同样的道理,把昼夜的规律扩大到年,春夏季也就相当于上午的时间。针对"阳气不开",从"开太阳"的角度,桂枝汤主之。引而申之,顺应阳气升发就是"春夏养阳","春气生则万化安"。仅仅把桂枝汤放在"解表剂"中运用,实在是视珠宝如土块。

运用六经欲解时成为李宏临床的一大法宝。

2014年1月5日,一位48岁男患者求诊。因肺癌淋巴转移行化疗中,出现了头颈部肿大如"大头瘟",疼痛剧烈,肿及胸胁,颈部俯仰转侧严重受限,疼痛严重,需每天服博那痛10片以上。医院停用化疗,劝其出院。当时见其头颈肿大连及胸胁上肢,右胁重,按之凹陷,头颈、胸胁疼痛难忍,精神极差,胸闷憋气、呼吸困难,看到他的情形,李宏脑海里蹦出那句经文"头倾视深,精神将夺矣",这与西医同行预测的"生命不超过2周"吻合。

该从何处下手?李宏大为踌躇,于是仔细询问患者的病症时间规律,其述

1月3日严重雾霾时，诸症加剧。此外，呼吸困难表现在子午时分尤甚，痰多色白灰黄相兼、质黏、无血丝、难以咯出，痰出略舒。舌暗红，苔黄厚，干燥裂纹。抓住子午时分加重的时间规律，符合少阴病和太阳病欲解时；"少阴君火""太阳寒水"，属水火不济；再者，就诊时间在癸巳年终之气，是火运年、少阳相火加临太阳寒水之时，还是责之"水火"。于是处方：淡黄芩10g，炒黄连15g，杭白芍12g，东阿胶10g（烊化），肉桂5g，鸡子黄2枚，3剂。嘱午时前及子时前服用。当日中午12点服用半剂，半小时后腹中出现明显"哗啦啦"的流水音，至下午4点渐止，自曰上下通气，头颈、前胸后背、上肢及手的肿胀尽消，疼痛大减，博那痛减至每天3~4片。服第2剂后，呼吸困难程度减轻，吸氧时间减少，可以间断吸氧。3剂后，停止吸氧，眠安。痰色白易咯，无血丝。唯口干甚，渴欲热饮，每夜饮水3000ml，吞咽已无呛咳，水果、蔬菜等随意进食，纳增，小便量多色黄，大便正常。

此患者病情危重，按常规辨证论治难以措手，有此疗效，赖于对六经病欲解时和对五运六气规律的把握。顾老师常讲，运气辨治的精髓就是不以疾病为中心。疾病若是病毒、细菌引起，不去抗病毒、杀细菌，而是给细菌、病毒找寻指引出路，或者调动患者自身力量祛邪外出；患了肿瘤，不去对抗肿瘤，而是调整患者和天的关系，顺应天时之机，达到顺天者昌。若天人合一，就是大健康状态。

2013年癸巳年，山东半岛大部分地区在谷雨时节出现了严重的"倒春寒"。一时间，开放的樱花与雪花辉映，成为难见的奇景。但用运气理论解释，这就是太阳寒水太过的现象。此时，一位年迈的食道癌患者就诊，症状严重，仅能进食流质。顾植山指导李宏从温阳散寒为治，处方重用附子，获得了满意疗效。

李玲：听了顾老师的讲课，我当场跳了起来

现在已是山东省临沂市人民医院中医门诊部主任的李玲，与李宏同一天正式拜顾植山为师。

出身中医世家的李玲，2011年在杭州第一次听到顾植山的课，一向文气淑雅的她，竟当场兴奋地跳了起来。

"一节课相当于自学20年。"李玲说，顾老师不是光讲理论，也不是光讲临床经验，而是理论与经验的结合。比如，五行是从时间顺序的相生，而不是以前

所讲的是五种物质的相生。五行相生相克、子午流注、灵龟八法，以前只是作为哲学概念在理解，自己一直困惑却找不到答案，听了顾老师的一次课后，即如醍醐灌顶，甘露洒心。五运六气的精华，就在于它是一种原创思维。

拜师以后，整整6年时间，李玲每月跟师2次，从未间断。她与李宏一起，从山东至江阴，驱车600多公里，有时赶到江阴，已是晚上10点多钟。但她明确学习方向和目标后，坚定不移。

2013年2月15日，临沂市人民医院妇产科收治了一位危重患者。该患者当时孕7月余，外感后发热，出现黄疸，病情迅速加重，就诊时已胸闷、呼吸不畅。经检查发现急性黄疸性肝炎，腹中一对男胎已死亡。经手术取出死胎，但孕妇已经昏迷不醒，送至重症监护室进行抢救。经呼吸机、人工肝、血液滤过等一系列抢救措施，病情未能控制，生命指征仍不稳定。重症监护室周廷发主任邀请中医科会诊，寻求救治思路。

"我在会诊时见患者神志不清，全身皮肤巩膜黄染色鲜明如橘，呼吸机维持呼吸，行床边血液滤过，急性肝衰、呼衰、肾衰，脉沉细无力。"李玲回忆道。她灵活把握五运六气，分析此案病发于2013年癸巳年初，五脏气机闭塞，因而从中焦入手，给予当年运气司天方敷和汤结合大柴胡汤化裁，救肝扶脾，疏通气机。再诊，患者神志已转清，各项生命指标均有好转，在前诊思路上，加以清利湿热，药后病情继续好转。经中西医悉心救治20余天，患者撤除呼吸机，转肝病科继续调治，其家人非常满意。从那以后，临沂市这家综合性医院的重症抢救，再也没有离开过中医会诊。还有一位1971年出生的患者，患心梗，已经上了ECMO。李玲处方中附子用量达到150g，最终将患者救了下来。

如今，临沂市人民医院拜顾植山为师的有30多人，其中西医转学中医的占一半多，且都是科主任。这被称为特殊的"临沂市人民医院现象"，开西医运用五运六气之先河。

运用五运六气理论治疗急危重症的疗效，在临沂市人民医院受到了广泛认可和应用。从救治因肝坏死而得急性黄疸的早产妈妈，到让全身多处挫裂伤的患儿脱离生命危险；从抢救古稀之年的呼吸衰竭老人，到让急性心梗患者转危为安。临沂市人民医院院长说，急危重症患者往往处于生死之间，中医在关键时刻拉一把，常常起到扭转乾坤的作用。

李玲说，在她的影响下，很多西医医生开始相信中医、学习中医。小儿外科主任刘宇，这位"根正苗红"科班西医，对五运六气的研习到了如痴如醉的地步，他不仅将五运六气理论灵活运用于小儿外科的临床实践中，还在冬至时运用膏方为家人养生。感染科、心外科、急诊科、骨科的数位西医专家，也相继走上了学习五运六气的道路。

临沂市人民医院建立起五运六气研究和推广基地，临沂也在全国地市级中第一个成立了五运六气专业委员会。

我国宋代就有"司岁备物"之制，想不到1000多年之后，竟在这家山东地方医院得到传承、实施，并且惠及广大患者。2015年乙未年，他们根据五运六气提前预测出当年金运不及，新生儿肠套叠的病例会增多。根据阴阳开阖枢理论，临沂市人民医院提前调整人力、物力，提前做好了充分准备。

笔者在临沂市人民医院欣喜地感受到，一种中医文化指导下的健康医疗模式正在开启：它不以治病为主，树立大健康观念，中西医联手，一起向健康管理转变。

王凯军："顾老师授人以渔，是每一位弟子的成就者"

今年48岁的王凯军，是陕西省宝鸡市中医医院副主任医师。毕业于陕西中医学院（现陕西中医药大学）骨伤专业，毕业后从事骨科临床工作15年，在治未病科工作10年。受家庭熏陶，自幼便喜欢中国传统文化。毕业后始终没有离开过针灸专业，也曾脱产半年学习过中医四大经典。自己研读过《黄帝内经》运气七篇，有些许感悟，也尝试运用于针灸临床当中，但总有很多不解和迷惑，总想得遇"明师、明医"给予指点迷津。

"这是我20多年来听到的最精彩的中医课。"王凯军说。2018年4月，王凯军在山东邹城峄山论坛上第一次听到顾老师的课。当年7月25日，是王凯军终生难忘的日子，是日在无锡，如愿以偿成为顾植山的弟子。

"拜师以后，我感觉自己的针法有了强大的理论支撑。任何一门科学理论最终都是要落地的，是要大家都来用的。顾老师以五运六气为核心的学术思想，自成体系，使龙砂医派得到全方位的传承。"王凯军谈起自己的拜师经历，仍然难掩心中的激动。2019年5月，在王凯军的推动下，宝鸡市五运六气学习班举办，在整个关中地区产生了很大反响。

"道之所存，师之所存也"。王凯军说，顾老师毫无保留地授人以渔，是每一位弟子的成就者，这样的导师，在时下已经鲜见。王凯军在顾植山的指导下，很快便总结出了基于五运六气针药并重治未病的经验。在多次跟师中，依据顾氏三阴三阳开阖枢理论，王凯军研创出龙砂开阖六气针法，疗效迅捷，操作简单，可重复性强，目前已在全国龙砂医学传承人中广泛传布应用，获得令人称奇的疗效。

王凯军说，前人讲"鸳鸯绣了从教看，莫把金针度于人"。顾老师恰恰相反，对于弟子，他每天都在做着"金针度人"的工作。纵观中医发展历史，像顾老师这样紧贴临床的中医大家，实为罕见。其思想传播之广，人数之多，历史上也极为稀有。得遇恩师，三生有幸，未来必当紧跟老师，不断探索五运六气的奥秘，以造福更多的人群。

张丽：一位针灸医生的五运六气之路

北京市中西医结合医院针灸科副主任医师张丽，2017年12月开始跟随顾植山学习，坚持每月跟师3天，2018年10月通过考核，2018年11月在江阴膏方会议之时正式拜师。

"通过跟师学习，我实现了3个转变，1个升华。"张丽说。

首先实现了"从短变长"的转变。原来是一名针灸科医生，开中药方本是张丽的短板，但现在，开中药方治病已经是她在门诊的主要内容，而且内外妇儿各科疾病都能诊治，凸显了运用经方、运气方的奇效。她临床开出的处方，司天方、经方约占99%。2018年，张丽在全年的中药处方量为全院第2名。2018年冬，已经能够独立开出大量养生膏方，在之后对患者的回访中，疗效更让她惊叹。

其次实现了"从0到1"的转变。过去，她用子午流注针法在临床应用，收效不显。学习了顾老师的五运六气，先用运气思维审象握机，然后结合子午流注按时取穴治疗，临床针灸的疗效显著提高，而且大大减少了针刺取穴的数量；学习了龙砂开阖六气针法后，临床疗效更是突飞猛进，实现了针灸理论从0到1的突破。

"确立起对中医文化的自信很重要。"张丽说，通过与顾老师的学习，了解到五运六气的"阴阳"离不开伏羲时代的太极；"六气"离不开神农时代的开阖枢运动，也离不开黄帝时代的伶伦的"飞灰候气"，五运来源于黄帝时期的"五行"

理论。《黄帝内经》植根于黄帝文化,《黄帝内经》中的五运六气学说,凝聚了黄帝时代的文化精粹,所以能成为打开中华文明宝库的钥匙。而五运六气,又是打开《黄帝内经》的钥匙。跟随顾老师学习了大司天理论之后,了解到历代各家学说的产生与大司天运气特点的逻辑关联,自己才重新认识中医发展史,重新认识中医理论特色,实现了从术到道的升华。

五运六气临床应用,讲求从司天、司人、司病证三个层次来分析,以调"天人合一"为方向,任凭病证千变万化,均能了然于胸。

2019年,在全国五运六气高级师资班上,张丽以优异的成绩通过考核,获得全国五运六气师资证书。短短两年多时间,张丽已经成长为一名优秀的五运六气培训师。在无锡、山西、广州、锦州、南宁、江阴、石家庄等地的五运六气学术会议上,张丽把自己的学习心得与临证感悟,与同门弟子和学员们分享,获得一致好评。

"天人合一,审象握机",这是张丽对五运六气在道的层面上的领悟。她说,"天人合一"不能仅仅理解成是人与环境相关,而是要找到自然之间动态变化的律,这就是五运六气律,只有把握自然界中的动态周期律,五象结合,审象辨象,才能抓准病机,有效治疗。

而"针药结合,辨经选穴",使张丽的中医道路越走越宽。

她说,在运气思维指导下,自己的针灸本行也上升到更高的境界。针药结合,使自己在临床上游刃有余,左右逢源。结合运气分析,遣方用药,数剂便可取效;结合五输穴五行属性,选穴精准,虚则补其母,实则泻其子,与方药融为一体,相得益彰。善用三因司天方、经方治疗疾病,善用六经病欲解时调理月经,善用循经选穴与神经分布相结合的方法治疗骨关节病等,已成为张丽的拿手好戏。

2019年9月4日,一位妊娠11周、近1周尿潴留的患者求治。这位患者已经使用导尿管,症见口干喜饮,有黄痰,乏力,大便日一行,偏干。舌暗红,苔薄黄微燥,根部稍腻,有裂纹。脉右寸弱而不静,余脉弦。

张丽根据运气辨证:发病在己亥年四之气,土运不及,厥阴风木司天,少阴君火加临太阴湿土。患者燥热伤肺,肺失宣肃,予司天麦门冬汤降阳明、润肺、益肺,肺宣降正常,则小便自通。仅服一剂,患者第二天便拔除了导尿管。

2019年10月12日,一位出生于1968年7月10日的女患者求治,主诉:从

2018年10月开始，双手足心脓疱，求医服用中药无效，局部灼热瘙痒、难忍，晚间23时至1点之间更甚，入睡难，易醒，汗多，口干不喜饮，大便干结，4~5日一行。舌红，苔薄燥微黄。脉弦数，右寸弱。

张丽从少阴病欲解时出发，初诊处以黄连阿胶鸡子黄汤，之后患者手足心灼热、痒已消，仍有手足心脓疱。因患者发病在戊戌年，出生于戊申年，临床表现为火燥之象，复诊时再处以麦门冬汤抑火救金，后患者疱消、便通。

张丽说，以上两例病案均在己亥年就诊，却用了戊戌年司天麦门冬汤。正如张子和所言："病如不是当年气，看与何年气运同，便向某年求治活法，方知都在《至真》中。"运用司天方要灵活，不能拘泥于术推，要把象放在第一位。

秦绍林：中医博士终成"无畏"中医

中国中医科学院眼科医院内科主任秦绍林，是全国中医药文化科普巡讲员。出身西医，但热爱中医，在从事西医神经内科15年后，又攻读中医硕士、博士，走上中医之路。

"2018年拜师以后，解开了我最大的心结。"秦绍林说，跟师顾老师之前，虽然明知五运六气于中医非常重要，但自学数年，总是不得其门而入，无法应用于临床发挥作用，这是自己多年来最大的心结。因为这个结没打开，自己虽已经有不小的名气，但面对一些疑难杂症和危急重症时，难免心中会"打鼓"。而只有对一切病症都无所畏惧，才算得上最自信的中医。

秦绍林将自己拜师以后的提升归结为三点：一是将天人合一观内化于心，外化于行。五运六气学说司天、司人、司病证，就是在更高的层面理解疾病的发生规律。现在看每一个患者，都会首先在特定的时空去探求疾病的发生和对治，看得更清更准，可以执简驭繁，体会到"效如桴鼓"的惊奇。

二是在运气理论指导下运用经方，对《伤寒论》经方的理解与应用更加准确，更加得心应手，感觉犹如有了北斗卫星导航系统。

三是振兴中医的使命感大大增强。顾老师是中医界做学问、做临床的典范。古人为学，"博学之，审问之，慎思之，明辨之，笃行之"是最高要求，顾老师都做到了。秦绍林说，古稀之年的顾老师还在为振兴中医事业而奔忙，而殚精竭虑，后学更当自惕自励。现在，"敬胜怠义胜欲，知其雄守其雌"，已成为自己的座右铭。

从三则医案，可见秦绍林的自信：2018年9月13日，一位10岁小女孩因"特殊过敏"就诊。女孩2008年5月21日出生，每年9月份都过敏，鼻塞发痒，尤其是阴部痒，夜不能寐。虽然坚持服用孟鲁司特、氯雷他定，仍然无效。舌质暗红，苔薄黄，脉微，沉细弦。运气辨证：年每定时发病，定有五运六气之乖戾。患者生于戊子年，大运及司天均为火象，9月发病，当为火之克金，阳明不降。遂以正阳汤治少阴，审平汤降阳明。处以三因司天方正阳汤合审平汤。第二日，患者家长电话反馈：服药后当晚即没有瘙痒，睡眠良好，非常惊奇。7剂药毕，病症消失。

一张姓女患者，因胸腺肿瘤化疗，突发心脏骤停，经抢救恢复生命体征，但出现缺血缺氧性脑病及坠积性肺炎，已经27天，于2018年4月16日入院。刻诊：极度消瘦，神志清，精神差，烦躁不安，恶热，袒露胸腹，失语，进食呛咳，小便失禁，插鼻饲管、导尿管。查体：双肺湿啰音，四肢痿软无力。舌质红少苔，脉弦细数。运气辨治：患者系甲午年生人，少阴君火司天，又发病于戊戌火运太过之年，给予三因司天方之麦门冬汤加减。用药后患者迅速好转，超出预期。烦躁减轻，进食增加。1周后去除胃管和导尿管，2周后四肢肌力提高，到1个月出院时，已有较为清晰的语言表达，可以在家人扶持下行走锻炼。

秦绍林说，抓住患者体质中的君火司天，发病时间的火运太过，以及患者所表现的一派心肺火邪之象，果断采用了麦门冬汤，取得了捷效，使我认识到奉天承运的方法，即使面对危重患者，也可以大展威力。

2019年春节前农历腊月二十九，一位92岁高龄的老首长因咳嗽、发热3天住院。患者有心肌梗死病史20年，心衰、心动过缓、脑梗死病史5年，本次咳嗽咯白色泡沫样痰，发热，体温38℃，纳少，食入即吐。舌质淡红，苔白腻，脉弦缓。双肺大量湿啰音。

戊戌年终之气太阴湿土加临太阳寒水，数日前跟师顾植山老师侍诊，老师擅用神术散类方、九味羌活汤等每每取得良效。看到老首长风寒化热夹湿证候，果断采用九味羌活汤加味治疗。服用一次即热退，精神好转，呕止索食，继服五日，恢复如初。

翁超明：顾老师帮我们找回中医之魂

翁超明是北京中医药大学生命科学学院岐黄学者，也是一名临床中医，2012

年拜师。

初识顾植山教授是去向他请教关于膏滋方的学术问题。顾老师向翁超明讲了许多关于膏方和膏滋方的区别,当时她听不太懂,甚至心下对顾老师关于这一字之差的分辨颇不以为然。但是后来走进顾老师的诊室,就被其身后那张"顾氏三阴三阳时相图"吸引住了。虽然从事中医药工作将近20年,翁超明却感到自己并不是真正懂得三阴三阳,只是会背"阴阳者,万物之纲纪",而对于阴阳是什么其实并不了然,而发现顾老师能把三阴三阳和"时""相"结合在一起凝练成一张图,实在是了不起。她很想知道,这张图和中医临床有什么关系?后来就拜师了,但第一次听顾植山的五运六气课程,却是一头雾水。可顾植山随手治好的一些疑难病症,令她惊叹。顾植山那么淡定,疗效又是那么神奇,但翁超明却发现看不懂他的方子。

翁超明说,有一天听到老师在讲河图、洛书和太极的关系,突然间觉得脑洞大开,仿佛看到了所要追寻的源头的方向。隐约中感到顾老师就是能够给我传道、解惑的人。顾老师从文化开始给我们补课,讲中医之魂,讲五千年文明怎么被腰斩了一半,又讲为什么不是八千年文明。老师每次讲课我都要去听,每次听都有新意,随着临床跟师的深入,渐渐理解了老师的良苦用心。

为什么顾老师一直在强调中医人必须要学习五运六气?顾老师用他的研究成果回答了中医学的独特优势是什么,中医人的精神追求是什么。五运六气是炎黄文明的标志性成果,也是中医学理论的基础和渊源。中医一直在讲天人合一,但是实际上天人合一在临床上实践中早已被虚化。《黄帝内经》"必先岁气,无伐天和"的健康标准早已被抛到九霄云外。顾老师在努力找回中医之魂。

首先是在天人合一的框架下回到中医的原创性思维——太极思维,从太极的由来理解阴阳的本义,并从阴阳开阖枢动态去理解三阴三阳、六经辨证、六经欲解时、脏气法时。翁超明在跟师过程中,看到顾植山对司天方、经方、膏滋方的应用,无不贯穿着"必先岁气、无伐天和"的原则。顾植山常常讲:"握机于病象之先""天象-物象-病象-证象-脉象"五象相参。通过对司天方、经方、膏方的临床应用和推广,真正确立了中医理论自信和文化自信、疗效自信!

记得国医大师邓铁涛先生曾经讲,学生不应在课堂上学经典,而是应该在临床中读经典。翁超明对五运六气的价值确认就是从临床疗效开始的。一位领导说他的妻子因为哮喘非常痛苦,吃了各种中西药都控制不住,越来越严重,问她有什么办法。翁超明按照患者发病的时间为厥阴欲解时，开了乌梅丸汤方，服药3天就明显地好转了，1周以后激素药开始慢慢减量，经过1个月左右的时间，竟然痊愈了。另一位高血压患者患病20余年，服用各类降压药以及传统中医辨证汤药，血压控制不理想，终日困倦乏力，自述仿佛戴着大棉帽子，尤其是下午更加严重，血压在（180~190）/（100~110）mmHg。翁超明给患者开了小承气汤方，患者服药半剂后，当晚血压下降至150/90mmHg，1周后血压完全正常，停用了西药，随诊半年，血压平稳。这些病西医病因非常复杂，在百姓乃至医生的认知中，都会认为是西医优势病种，然而，用中医的方法竟然如此简单！

更令她欣喜若狂的是，顾植山传授的三因司天方。秉承炎黄文明的智慧指引，龙砂医学流派将五运六气对"天-地-人"关系的理解转化为"司天-司人-司病临床诊疗体系"，从而将"天人合一"的理念真正落实到中医临床实践中，在周而复始的周期性规律下调整天人关系。这是何等高明的"生生之具"！

跟师学习的过程无比幸福。学生在大自然妙曼的变化中，跟着顾植山理解他的遣方用药思路，体验草石之寒温，量疾病之浅深，假药味之滋，因气感之宜，辨五苦六辛，致水火之齐，以通闭解节，反之于平。辛卯岁学习五味子汤、审平汤，壬辰岁学苓术汤、静顺汤，癸巳年学黄芪茯神汤、敷和汤，甲午岁学附子山茱汤、正阳汤，乙未岁学紫菀汤、备化汤，丙申岁学黄连茯苓汤、升明汤，丁酉岁学苁蓉牛膝汤、审平汤，戊戌岁学麦冬汤、静顺汤，己亥岁学白术厚朴汤、敷和汤，庚子岁学牛膝木瓜汤、正阳汤。体会五、六是如何相合的，天地是如何气交的，天地之序、六六之节是如何周而复始的。从此，再读《黄帝内经》，就可以将其中文字描述的时空背景进行复盘，体会《黄帝内经》当中的超级智慧，感叹中医学确实早已走到了现代医学的前面，是现代科学不能解释中医，而不是中医朴素落后。

翁超明发现，应用司天方后，现代医学的诸多疑难问题都有了解决的方向和途径，诸如不孕不育、红斑狼疮、抑郁症、重症肌无力、顽固便秘、水肿等，她的临床诊疗范围已扩展至中医全科，临床疗效神奇而确定。这，正是临床思维回归中医思维的结果。

胡淑占：五运六气使我从乡医成名医

45岁的胡淑占，是山东省济宁市金乡县化雨镇卫生院的中医科主任。她说：

"是顾老师教给我的五运六气，让我从一个籍籍无名的乡镇医生变成地方名医。"

胡淑占回忆起以前的情景难免心头的酸楚：乡镇卫生院患者不多，中医科更是门庭冷落。我在2017年11月拜顾植山为师，12月开始第一次跟师坐诊学习，当时正赶上流感爆发，顾老师就给我们讲解了当时运气条件下流感的发病特点，及用药组方思路。回来后，我就按照顾老师的教导，治疗了大量的流感患者，大都是1剂退烧，2~3剂药病愈。平均花费成人不超过40元，小孩不超过30元。

2018年1月25日，从医院40多里之外的鸡黍镇来了位患者朱某，男孩，4岁。感冒后在当地卫生室输液治疗1周，仍反复发热，病情不减，遂又去县级医院住院治疗4天，仍不见好转。后经人介绍来就诊，给予朱肱《类证活人书》中的葳蕤汤3剂而愈。其母电话告知，在县级医院住院4天花费2180元，且病未愈，而吃中药才花费21.6元。

患者口口相传之下，胡淑占的中医科门诊患者逐渐多了起来，每天达到三十人左右，并逐渐吸引了周边县市区的病患前来就诊。2018年3月，胡淑占被原金乡县卫计局授予"金乡县名中医"荣誉称号，2019年被济宁市卫健委授予"济宁市基层名医"荣誉称号，2020年被山东省中医药管理局授予"山东省基层名中医"荣誉称号。至今，每天的门诊患者数量与日俱增，不仅是常见病、多发病患者，很多的疑难杂症患者也慕名而来。

2017年8月，一位62岁的男性患者求诊。他因脑梗死在某医院行"脑血管支架植入术"，术后小便不能自解，只能插导尿管维持生活，半年来，多次奔走于省、市级医院，均未见疗效。抱着试试看的态度，来胡淑占处求治。此时，各大医院的西医都束手无策，传统的中医辨证思维模式也未奏效。胡淑占运用五运六气的思路，给予运气方紫菀汤10剂，结果，服药7剂后，老人小便顺着导尿管流出来了。先后共服中药20剂，老人去除导尿管，小便正常，病情痊愈。

2018年12月，一位67岁的男性患者求治。主诉：无明显诱因出现双眼视物模糊、重影，遂去县级医院住院治疗28天，未见疗效，后转入市医院继续住院治疗月余，诊断为"动眼神经麻痹""副肿瘤综合征"。期间，西医检查发现胃间质瘤（病理提示：良性），于是为其做了胃切除术。另外，还做了全身各种检查，患者先后花费4万余元，但双眼病变始终没有改善，最后带着失望和遗憾出院回家。12月19日，来胡淑占处寻求中医治疗。胡淑占根据五运六气三阴三阳开阖枢理论，从少阳论治，予以血府逐瘀汤，服药月余，病情痊愈，花费不足千元。

赵桂琴：跟师学用柴胡桂枝干姜汤

赵桂琴是山东省济南市章丘区中医医院主任医师，2015年3~5月期间，随顾植山先生侍诊，亲见先生使用柴胡桂枝干姜汤多例，个个效如桴鼓。

柴胡桂枝干姜汤是张仲景的一张名方，临证若使用恰当，可治疗许多疾病。赵桂琴已在临床工作30余年，使用此方机会不少，但疗效满意者少。赵桂琴百思不得其解。

顾植山教赵桂琴识病机、握时机。柴胡桂枝干姜汤证在仲景方中凡两见：一是《伤寒论·辨太阳病脉证并治下》第147条："伤寒五六日，已发汗而复下之，胸胁满微结，小便不利，渴而不呕，但头汗出，往来寒热，心烦者，此为未解也，柴胡桂枝干姜汤主之。"二是《金匮要略·疟病脉证并治第四》附《外台秘要》柴胡桂枝干姜汤："治疟寒多微有热，或但寒不热。"

顾植山说，少阳为枢，不仅是表证传里的枢机，也是三阳证转入三阴的枢机。因此，少阳证多有兼见证，如少阳兼表的柴胡桂枝汤证，少阳兼里实的大柴胡汤证、柴胡加芒硝汤证。而柴胡桂枝干姜汤证则是与大柴胡汤证相对的方剂，是少阳兼里虚寒之证。如此，则兼表兼里、里实里虚俱备，少阳为枢之意义才完美。

张仲景于146条论少阳兼表的柴胡桂枝汤，紧接着在147条论少阳传入太阴的柴胡桂枝干姜汤证，其用意之深，令人深思。柴胡桂枝干姜汤和解少阳，兼治脾寒。胸胁满微结，但头汗出，口渴，往来寒热，心烦诸症，均为病在少阳，枢机不利，胆热郁于上所致。小便不利之因，一则因少阳枢机不利，影响气化；二则因脾阳不足，传输不及也。

跟师期间，赵桂琴见顾植山先生用柴胡桂枝干姜汤可谓百发百中。大部分患者既没有胆热之口苦，也没有脾寒之便溏。乃知顾植山运用柴胡桂枝干姜汤的依据是：春三月少阳之气升发，只要脉弦，特别是左关脉大，再有柴桂干姜汤证中的一症即可。

遵照原方剂量比例和重视原方煎服方法，也是顾植山使用经方的要点。顾植山说，经方是先贤多年临床实践经验和智慧的结晶，首次使用宜尽量遵照原方，不要随意加减，剂量可以比原方小，但比例不能变，否则有效无效无从考证。顾植山开柴胡桂枝干姜汤的剂量一般是：北柴胡30g，川桂枝15g，淡子芩15g，天花粉20g，淡干姜10g，生牡蛎10g，炙甘草10g。

汤剂的疗效与其煎煮质量密切相关。顾植山说，运用古方，尤其是经方，煎服方法也需要遵照古人。顾植山临床运用大、小柴胡汤，三泻心汤及旋覆代赭汤等，总是把《伤寒论》中的煎煮法一一交代给患者。如他使用柴胡桂枝干姜汤，处方下会注明："以水1800ml，煮取900ml，去滓，再煎取450ml，每次150ml，日三次。"

鲁明源：跟师学会活用清暑益气汤

鲁明源是山东中医药大学专教《黄帝内经》的教授、博导。2014年跟师学习期间，了解到顾植山先生注重自然运气变化对人体的影响，临证中每每将辨证、辨人与辨天相结合，特别是在跟诊抄方中发现，顾老师屡用东垣清暑益气汤治愈顽疾。这让鲁明源既感觉神奇，也心生疑惑。

鲁明源带着问题重新学习清暑益气汤。该方由黄芪、苍术、升麻、人参、泽泻、神曲、橘皮、白术、麦冬、当归身、炙甘草、青皮、黄柏、葛根、五味子组成，功能清暑益气、除湿健脾，是在《黄帝内经》理论指导下，针对暑伤元气、湿困脾胃之病机而制定的。主要用于气虚之人，感受暑湿，湿浊困脾，症见身热头痛，口渴自汗，胸满身重，四肢困倦，不思饮食，大便溏薄，小便短赤，苔腻脉虚等。

根据运气理论，2014年为甲午之岁，中运土运太过，少阴君火司天，阳明燥金在泉。全年湿气流行，特别是上半年运气偏于热，湿热病患理当极为多见，东垣清暑益气汤恰中病机，最合"气宜"，所以顾植山先生才会如此频繁地将该方运用于临床之中。

鲁明源至此才真正理解顾植山"任何方剂都可以成为运气方"的观点。分析方剂不应仅仅拘泥于方药的功效主治，以方应"病"，也应该学会从运气角度看待方剂，以方应"天"。

鲁明源豁然开悟之后，把东垣清暑益气汤放胆用之，运用范围越来越宽，治疗崩漏2个月不净的少女、高热持续1年的老人等都取得了极为满意的疗效。还有一例救治肺炎的病案也堪称经典。

一位78岁的男性患者，是离休干部。2014年7月4日患者家属电话来诊：述患者神识不清3天。追问病史：7月1日无明显诱因出现神识不清，发热（体温

38℃），汗出，四肢瘫软无力，喉中有痰，痰色黄白，无咳嗽流涕，继则排便一次，大便偏软，神识略有好转，急诊入某三甲医院救治。入院检查结果：白细胞、中性粒细胞均偏高，CT提示肺部大片状阴影，其他各项检查无阳性发现，诊断为肺炎。给予注射头孢类抗生素，并行雾化吸入等对症处理。现经治疗后热退，其他症状无改善，仍嗜睡、多汗，喉间痰鸣，痰液黄白相兼，并出现循衣摸床，呼之不应，强行唤醒亦不识人，语言混乱，拒绝进食，偶有清醒时即强烈要求不要打扰其睡眠，舌质鲜红无苔，但有水嫩感，脉大急促。根据理化检查结果及辨证分析，以清热化痰为则。处方：

全瓜蒌9g，桑白皮9g，地骨皮9g，炒黄芩9g，芦苇根12g，生薏苡仁30g，粉丹皮9g，冬瓜仁15g，玉桔梗6g，鲜竹沥1支（另兑）。嘱家属取1剂煎服，以观疗效。

7月5日，家属告知药后喉间痰液减少，其他症状无明显改善，并且仍然拒绝进食，故服药困难，家属颇为焦虑。

鲁明源再次仔细询问病史，得知患者平素形体偏瘦，体质偏弱，体力不足，进食较少，经常卧床休息，排便困难，但粪质不干，依赖开塞露，舌质偏干、光红有裂纹，发病后舌质裂纹消失而水嫩。发病时济南天气极为闷热，但患者不敢使用风扇或空调降温，致大量汗出后发病。再结合运气，三之气，主气少阳相火，客气少阴君火，主气、客气、司天三火相叠，暑火太盛，中运土运太过，从天气情况看，进入7月以后山东济南气候闷热。患者具备气阴不足之体质基础，加之湿热运气而发病。以此分析，则诸症皆符合暑湿困脾的特点，唯有舌质不腻，应该与患者多年舌质光红无苔有关，但舌面水嫩，原裂纹消失，亦可作为湿盛的佐证，故予以东垣清暑益气汤。处方：

黄芪15g，苍术10g，升麻10g，党参12g，泽泻10g，神曲10g，橘皮10g，白术10g，麦冬10g，当归6g，甘草6g，青皮10g，黄柏10g，葛根15g，五味子10g。2剂，水煎服。

至7月11日，患者康复出院。

王建明：走出"死胡同"，临床水平飞速提升

王建明是江苏省太仓市中医院的一名临床医生，2002年在大学期间，就开始跟随顾植山教授抄方学习。顾老师治学严谨，带教一丝不苟，对学生的疑问，总

能耐心解答。也就在那时，王建明接触到一些五运六气的初级知识，比如天干、地支、河图、洛书等。王建明还记得当时顾老师说过不懂得这些内容，中医理论就很难彻底理解，对中医的古文献也看不懂，他觉得老师说的这些话很重要，常常在脑子里萦绕。

王建明毕业后进入临床工作，平时根据辨病及辨证分型，但治疗效果并不理想。他经常为此苦恼：明明一直很努力，然而却觉得越学越走入死胡同。

2018年底王建明正式拜师顾植山，成为龙砂弟子中的一员。通过跟师学习及临床应用五运六气，才短短两年多时间，便得到了全面的飞速提升。

一是中医理论水平的提升。中医理论的真正来源是什么，其渊源在哪里？自从跟师后，才解决了他多年来心头的疑问。原来中医理论是围绕五运六气架构的，而五运六气理论并非凭空产生，其理论源流在三皇五帝时期便有明显的传承。现在都说中医学最本质的特点是"辨证论治和整体观念"。我们对"辨证论治"很熟悉，而对"整体观念"则一般停留在"人身是一整体、人和自然是一整体、人和社会是一整体"的认识上。对于"天人合一"，也只是一种模糊的感觉，或认为是"人和自然相统一"的泛泛概念，完全不知道如何做到"天人合一"，或仅仅停留在"四气调神"的养生认识上。学习五运六气之后，才知道古人有一系列完整具体的"天人合一"的操作方法且行之有效。

王建明说："学习五运六气最大的收获，就是学会了从时间轴线及周期中寻找象，极大地拓展了我的思维，让我在疾病背后宏大的时空背景中自由驰骋。"

二是中医临床水平的提升。随着学习的深入，他越来越多地将五运六气知识应用于临床。比如对三因司天方的应用，刚开始是小心试用，发现临床疗效很好，便积累了信心，后来又过渡到常常使用，再到后来变成完全放心的大量使用。应用时结合抓象和数推，相较脏腑八纲辨证，不仅能更快更准地抓住当下的病机，还能抓住未来的先机，尤其在治未病这一领域，相比现代预防医学更具中医特色和优势。临床运用五运六气治疗，疗效迅捷，治疗范围广。除了治疗常见病，在恶性肿瘤、血液病、各种良性结节、肌瘤，以及糖尿病、高血压的临床治疗上，也都取得了可喜的治疗效果。王建明原来不擅长治疗皮肤病、关节病变等，如今也取得了非常好的治疗效果。患者越来越多，每天门诊都应接不暇。

中医临床的成功不仅给他带来了欣喜，更多则是带来对中医的自信，让他更加坚定地继续沿着中医的道路走下去，坚信学好五运六气能造福更多的患者，也坚信五运六气能在世界范围内大放光彩。

三是文化自信的提升。王建明由对中医的自信又增强了对中华传统文化的自信。顾老师的讲课梳理了五运六气理论的源和流，其是炎黄文明的标志性成果，势必将被继续传承并发扬光大。

郑文龙：我成了全科医生

郑文龙是杭州市中医院的一名主任医师，是第四批全国优秀中医临床人才，有幸于2018年7月正式拜师顾植山。从此，对中医经典的理解、临床疗效和对中华文化的认识均有显著提高。

每次门诊都有令人惊喜的验案

2018年下半年以来，郑文龙习用五运六气理论指导临床。第一张司天方处方是治疗一位急性粒细胞性白血病患者，因为化疗期间合并真菌性肺炎、咯血反复、低热不退，从某省级三甲医院自动出院回家。家属不甘心，求助于郑文龙。当时使用的是司天麦冬汤，服药2周以后患者咯血停止、体温恢复正常，同时意外地发现，化疗期间出现的阳痿和灰指甲居然也同步恢复，而且患者精神恢复良好，竟能自己驾车来院复诊。最为可喜的是，服用中药2个月以后，基因检测显示白血病相关基因已转阴性。该病案曾在2019年世界肿瘤研讨会（北京）上交流，与会专家对这样的疗效也深感神奇。2018年底发生流感疫情，常规的疏风解表、清热解毒的思路效果非常不理想，退热时间至少在3天以上，热退后患者咳嗽可迁延月余，甚至数月以上。由于当年的终之气是太阴湿土加临太阳寒水，流感发热大多为寒湿合邪，应用针对寒湿病邪的神术散常能服完1剂即热退。

有一位高热12天的脓毒血症患者从基层转来我院，服用神术散1次开始出汗，当晚1剂服完，次日晨间体温已经恢复正常、食欲恢复。曾治疗一位活动性乙型肝炎患者，ALT、AST升高2倍以上持续2个月，伴有全身瘙痒。给予六气开阖针法针刺1次、大补肝汤7剂，并停用所有西药，1周后复诊，瘙痒未发、ALT和AST指标恢复正常。这样的验案、效案举不胜举，基本每次门诊都能收到3例以上。

用五运六气指导临床，起效快、疗效好已是普遍现象，而整体调节则是更明显的特色优势。有患者肝功能异常恢复的同时，原来的皮肤病得以康复；有患者哮喘缓解的同时，阳痿得以痊愈；有患者调理月经周期的同时，治愈了颞颌关节炎。这种跨专科同步治愈的现象，绝非现代医学所能企及。

过去，血液病和神经系统疾病一直是郑文龙的短板，而今他却自豪地说："已成为全能医生。"学习五运六气以后，他对这些疾病的中药治疗就不再有顾虑了。前述白血病的成功经验也给了他极大的信心。

2019年1月，一位80多岁恶性淋巴瘤患者合并呼吸衰竭准备转往重症监护室。家属找到他，希望能通过中药治疗，避免气管插管。出乎意料的是，患者服用1剂中药以后，夜间居然已能平卧、末梢氧饱和度能维持到93%以上，3剂服完以后，患者不吸氧时末梢氧饱和度也超过93%了。服用中药后，患者不仅治好了呼吸衰竭，持续50多年的腹泻也随之痊愈，原来每天服用的安定片也停掉了。

郑文龙以五运六气理论为指导，不仅治疗内科疾病不再有顾虑，治愈的妇科、儿科、外科、皮肤科病例也逐渐增多。最初是治疗内科疾病顺便治好了其他科的伴发病，到后来是各科的患者都会主动挂号就诊。现在每周门诊，都会有牛皮癣、荨麻疹、多囊卵巢综合征、小儿生长发育问题之类的患者前来就诊。其个人的门诊介绍，也改成了纯中医的叙述："擅治久嗽顽咳、老痰怪疾、呕逆鼓胀、积聚痞块、惊怖早醒、疳气不食、风燥血枯、痹痛挛急等复杂、疑难、危重及久治不愈的疾病。"

让"疗效"有了"中医标准"

长期以来，中医治疗的疗效一直按照西医标准进行评价。表面上看似客观、合理，实际上却背离了疾病发展转归的本质规律。疾病的发生发展与天地、人体阴阳开阖枢运动有关，《黄帝内经》对疾病的发、加、变、死的一般规律有比较明确的记载。西医静态的指标和标准，并不能很好地反映疾病的传变规律。

郑文龙曾治疗一例支气管哮喘重度发作持续半年的患者，初诊时气急咳嗽贯穿全天，凌晨3点以后咳嗽更重，服用中药1周以后，所有症状均明显减轻，平路行走距离从不足200米增加到500米以上，但是咳嗽却变成下午3点和凌晨3点明显。如果按照西医的标准，似乎疗效并不理想，甚至是更差。但是，从中医的角度看，这是《伤寒论》中记载的"欲作再经"现象，是向愈的机会。基于这个认识，郑文龙调整了方药，2周后复诊，患者咳嗽气急已经不明显，平路行走距离增加到八九千米而不再气急发作。

郑文龙还参与会诊一例胚胎移植、怀孕6个月的患者。患者咽痛咳嗽、咳盛作呕、稍食则吐，夜间11点开始呛咳至凌晨1点方能缓解，给予六气针法1次，并予苏叶、黄连两味中药泡茶频服。当日夜间9点开始呛咳呕吐，但夜间11点以后完全缓解、安然入睡。尽管西医认为治疗无效，提请全院讨论后建议患者引产，可患者自我感觉良好，次日起已能进食少量米粥。好不容易成功的"试管婴儿"，却被告知需要引产，无疑是晴天霹雳。患者无奈再次联系我，我告知这是"阴证出阳"，是向愈的表现，患者竟喜极而泣。患者听从我的建议，8月份产下一名健康女婴，母女平安。

倪君：五运六气让我"华丽转身"

倪君是江阴市青阳医院院长，曾做过25年的骨外科专科医生，原是一名地地道道的中医"小白"。2016年年底拜顾植山教授为师，从此走上学习中医之路。

跟师之初，倪君觉得学中医五运六气非常困难。因为根本听不懂什么天干、地支，十干化运，司天在泉，三阴三阳开阖枢。倪君就问同样跟师的中医本科毕业的师弟："你们能听懂吗？"出乎意外的是，作为学院派本科毕业的他们一开始也听不懂。这样倪君才有了信心。

每次跟师抄方倪君都很认真，专心听老师分析病案，晚上回家立即整理、思考，慢慢懂得了"必先岁气，无伐天和"，"不知年之所加，气之盛衰，虚实之所起，不可以为工矣"。从基本的运气推算到顾氏三阴三阳太极时相图的演变，从读《黄帝内经》到背诵《伤寒杂病论》，常常读书到东方既白，有时夜里突然有了感悟，也要立即起床记录下来，生怕第二天忘了。倪君每天睡前背诵经文，背不出会立即起床看书，对顾氏三阴三阳太极时相图，手绘了不少于几百个。一边跟师抄方，一边现学现用于临床，果然一些疑难杂症都可以迎刃而解。在从师初期，他只是一个依样画葫芦的"搬运工"。

随着跟师抄方的时间和知识的积累，随着顾老师的言传身教，2018年初，他在单位开设了"龙砂特色门诊"，每周两个半天的门诊。开始只有几个患者，后来患者口碑相传，迅速发展到几十个，现在已是一号难求。他的患者三分之一是江阴本土的，三分之一是江阴以外的，还有三分之一甚至是省外的。他从以前的一名西医骨科医生，到现在成为中医全科医生，内、外、妇、儿，皮肤、肿瘤、不孕不育，都能应对裕如。

2018年，他应用顾氏调经法治疗一位结婚7年不孕的腺肌症患者，使其成功受孕，2019年顺产第一位"龙砂宝宝"。至今，已治愈不孕不育患者30余名，被称为"送子观音"。2019年，他治愈一例50年的顽固性牛皮癣患者之后，"神医"之名也由此传开。从去年起他系统地传承了龙砂开阖六气针法，运用于临床上，更是如虎添翼，从此又有了"神针"之誉。

2019年，倪君先后被聘为第一届江苏省中医药学会五运六气专业委员会委员、中华中医药学会五运六气研究专家协作组专家、世界中医药学会联合会五运六气专业委员会理事，并接受委派，随"一带一路"走进东欧进行了中医文化交流。

跟师学习4年多，倪君实现了人生最华丽的一次转身：从一名拿手术刀的西医，成为一位地方名中医。不仅倪君对中医越来越相信，今年大学金融专业刚毕业的女儿也受他的影响，拜顾植山为师，走上了学中医的道路，演绎出一段父女同门拜师的佳话。

吴贞：顾老师给了我一把金钥匙

吴贞是无锡市惠山区中医医院治未病科主任，副主任医师。2017年11月拜顾植山为师。

初入师门时，她也觉得五运六气很难学，常常感叹不知从何处下手。顾老师说：实践出真知，从临证入手，可以帮助我们更好地理解五运六气。也有很多师兄师姐鼓励她，说大家都是这样过来的，别担心。吴贞听完课回到医院后，就开出了第一张三因司天方——苁蓉牛膝汤。这是一位高龄的慢性支气管炎患者，一直被咳嗽、喘息、腹胀痛、大便秘结困扰着，经过住院治疗多天也没有明显的缓解，当晚仅服用了半剂苁蓉牛膝汤，第二天早上在吴贞查房的时候，患者高兴地拉着她的手说："吴医生啊，真是太感谢你了，你可是救了我了。喝完那半服汤药，大便就通了，原来的不舒服基本没有了。"这个病例让吴贞信心瞬间倍增。

以后经过反复跟师，吴贞逐渐理解了"学习中医不能脱离五运六气，五运六气是打开《黄帝内经》的钥匙"的含义。在临床中她不断地运用运气思维，治疗肺炎、高热、慢性咳嗽等，跟着顾老师的思路，在不同的运气条件下运用不同运气方。2017年初用葳蕤汤，2018年初用神术散治疗流感，每每都能获得喜人的效果，基本上都是半剂到一剂即退热，并且不会留下后遗症。

学习五运六气后，吴贞在临床上打开了新的思路，也同时打开了学习和认知传统中医的新模式。以五运六气指导开方，能迅速提高临床疗效。拜师不到一年的时间，她由呼吸科调到治未病科任负责人，面对的患者不再是单一的专科患者，许多是病程缠绵、病情复杂的患者。但她的心里越来越有底，不再拘泥于传统的八纲脏腑辨证、气血津液辨证，而是根据司天、司人、司病证的原则，平时治病的时候心中装着三阴三阳开阖枢，根据时间节点、昼夜节律等，顺应天时、顺应自然的变化遣方用药，渐渐应用自如。

吴贞的门诊患者迅速增多，经常可以看到全家人，或者带着亲朋好友一起来就诊的。诊间经常听到患者说：真神了，针扎下去就好了，怎么这么快啊？有的在复诊时跟她说，这药太神了，一服喝完就浑身舒服。有小病患来跟她说：很喜欢喝她开的中药，因为都是甜的。她在临床实践中发现，对了运气的方药，患者的口感往往是回甘的，要知道这个小朋友喝的可是川连茯苓汤啊，这些时候真的特别的开心，也由衷地感恩顾老师。

吴贞发现，以六经为切入点，完全可以做到"见病不治病"。她曾遇到一例35岁的高血压患者，因不孕多次采取过辅助受孕措施。患者经门诊中药调理后停服西药，血压一直都非常平稳，过去经常会出现的头昏沉感、乏力、脱发，也都完全消失了。身体条件改善后，患者居然自然怀孕了，欣喜至极。这一类用纯中药降血压、降血糖的患者，由于抓住了病机调整天人关系，做到了完全停用西药。

不少人认为，西医治急病，中医治慢病，中医就是"慢郎中"，其实只要取象准确，用针、用方精准，中医效果同样很快。临床中遇到胆囊结石伴急性胆囊炎的患者，外院建议患者尽快行手术治疗，经予龙砂开阖六气针法，取少阴、少阳，针下疼痛即止，腹部胀感明显减轻，患者非常惊奇，说自己之前打了3天点滴疼痛都没有缓解，腹胀难忍，早知道针灸这么快，早就该来了。后来经过针灸、中药治疗，症状未再复发，复查发现胆囊结石也消失了。

她说："感恩顾老师给了我一把金钥匙。"跟师2年余，她从"心明"到"指明"，从"书本中医"到"望闻问切"，从"未入其门时的苦涩"到"入其门之后的自信"，随着中医思维之门的打开，智慧之门的开启，灵感于心头乍现的那种感觉，真的美极，难以言说。

郭香云：从五运六气辨治心移热小肠案

兖矿集团总医院主任医师郭香云，2016年拜师。通过跟师学习，结合治疗心合小肠2则病案，对中医藏象学说与五运六气的关系有了全新的认识。

血尿案。李某，女，1954年6月25日出生。2018年4月25日初诊。主诉：晨起如厕时突然出现大量血尿，并伴有尿痛、尿热，尿常规示有大量细菌感染，隐血（+++），尿蛋白（++），西医诊为严重泌尿系感染。刻下症：口干咽干，腰痛，腰以下怕冷，醒后汗出，大便干，夜眠多梦，手足心热。舌淡，苔白略腻，脉左沉弱，右寸细弱。方选麦冬汤合导赤散。处方：

剖麦冬30g，桑白皮15g，潞党参15g，炙紫菀12g，香白芷10g，清半夏10g，淡竹叶15g，生地黄15g，川木通6g，炒甘草6g。5剂。

5月2日二诊：患者服用上方一次后，次日晨起血尿消失，尿频、尿急症状减轻，服用5剂后尿频、尿急症状已无，夜眠、多梦症状明显改善，大便正常。复查尿常规示：隐血（+），余正常。上方增剖麦冬40g，去生地黄、木通，加炒车前子20g（包煎），生地榆12g，6剂。患者服后，诸症皆愈。

顾植山点评： 中医认为心合小肠，心为手少阴，心火可移热于小肠。五运六气中太阳与少阴相表里，手太阳小肠联系手少阴心，足太阳膀胱联系足少阴肾。该患者出现尿赤、小便热痛等症状，中医称小肠火，认为是心火移于小肠所致。患者甲午岁三之气少阴君火主令时出生，禀赋火性偏强，值戊戌火运太过之岁，心火发于小肠而患尿血症，故以针对火运太过的司天麦冬汤合泻心火的导赤散获效迅捷。

尿路感染伴顽固性汗证案。韩某，女，1952年10月出生。2018年10月17日初诊。主诉：严重汗出8年余。白天头发常被汗浸湿，需备吹风机及毛巾以随时拭汗，夜晚每被过多汗出浸湿头发而醒，一夜需3~4次用吹风机吹干头发，痛苦不堪，迭经中西药治疗多年无效。刻下症：低热，汗出明显，伴胃脘胀满，小便略频、涩痛，纳谷可，大便可。舌红，苔薄黄腻，脉左细沉，右脉弱。既往糖尿病史。方选司天麦冬汤。处方：

剖麦冬20g，桑白皮12g，钟乳石10g，党参15g，紫菀10g，白芷10g，清半夏10g，淡竹叶10g，炙甘草10g，焦神曲10g，通草3g，生地黄10g，生姜片6g。5剂。

10月22日二诊：患者诉服药1剂半后，汗大减，已无发热，服药5剂汗渐止，自觉欢喜。后在上方基础上又加减续服12剂。

2018年11月8日随访，患者未再有汗出，自述多年"哇凉"的痛苦消失，幸福感倍增。后改为膏方继续调理。

顾植山点评：中医认为"汗为心之液"。患者壬辰年10月出生，壬年木运太过，风从火化，又值五之气少阴君火加临，火气伤心，心气伤则易得汗证；心合小肠，今年戊戌岁火运太过，9月下旬又逢五之气少阴君火加临，心火发于小肠而患尿路感染，两病皆由火起，病机一也。故以司天麦冬汤加导赤散清心降火，使火从小肠而泄，多年的严重汗证竟同时获得痊愈。汗证与少阴心火及太阳小肠的关系，是中医学传承中一个被严重忽略的内容。

别开生面的五运六气学术沙龙

2019年2月24日下午，北京地区第三届五运六气学术沙龙在东直门医院国际部会议室举行。于此可窥见顾植山师徒传承的一个生动缩影。

（一）必先岁气，无伐天和

北京中医药大学岐黄学者翁超明：以前总在辨证论治的层面上摸索，一直走不出瓶颈。自从在江阴跟师后，从用乌梅丸开始，认识到五运六气的神奇。认识了顾氏三阴三阳时相图，才真正知道了阴阳五行是什么，天人是怎么合一的。

江阴一名高血压十几年的患者，每天只能睡到凌晨2点多钟。我处以乌梅汤，服用7天后，血压和睡眠完全正常。一张方用对了，停了十几年的降压药。

上海一名哮喘病患者，长年带着喷雾剂，即便坐地铁也要带着，以防不测。哮喘每天夜里二三点发作得厉害。也是从厥阴病欲解时论治，开了乌梅丸，让患者试一下。用患者的话说，这就是20g附子加了一堆"佐料"呀，结果治好了40多年的哮喘。

但五运六气治病又是一种活法。比如同是哮喘，2014年遇到到一个病患，我是用司天方附子山萸汤治好的。

顾植山点评：凡是学五运六气的弟子学员，第一次开窍和受益大多是从乌梅丸开始的，但要学会动态地把握。根据五运六气开阖枢把握六经欲解时。张仲景其实就是运用五运六气最好的典范。

乌梅丸在临床中有时也会出现效果不显的情况，为什么？大家考虑过没有？是因为乌梅丸中用药剂量的问题。有位弟子遇到一个病患，常常夜里2点多醒来，但服用乌梅丸后不仅没有改善，却变得一晚都睡不着。后来我建议剂量要做调整：因为患者运气体质是庚申年生，少阳相火司天，所以同是乌梅丸，附子用量减了一半，黄连则增加4g，患者服后当晚便睡得很好。

（二）三因司天方临证屡试屡效

西苑医院主任医师张晋：2018年初，儿子发热39℃多，我用手机拍了舌象转给顾老师，顾老师推荐用了葳蕤汤，开了2剂，只吃了半剂就退烧了。剩下的1剂半药又治好了另外2个人的发热。至2018年12月，用顾老师针对当时运气情况推荐的神术散，第一个患者用颗粒剂缺少姜、葱，服1剂未能退烧，加姜、葱后就退烧了。以后基本上也是半剂、1剂即愈。

丁酉年，司天方苁蓉牛膝汤应用最多。有一位女性患者，40岁左右，长了一脸玫瑰痤疮，面颊、口唇周围、鼻尖都有。来看病的时候，捂着一个大口罩。原来用的药都是清热解毒。我处以苁蓉牛膝汤加鹿角，1周后改善，1个月后痤疮消失。

顾植山点评：特别提示两个知识点：一是用苁蓉牛膝汤治皮肤病用鹿茸，这是摒弃了书本思维。因为有些书上认为治皮肤病不能用热药。二是神术散要尽量用原方，不要随意加减。对运气方也是如此，不能随意加减。

（三）打破思维模式最难

北京市昌平区中医医院中医科副主任医师张海涛：我拜师以前接触过五运六气，但不会使用，总认为这是"屠龙之术"。可见打破思维模式是最难的。运气思维的特点是天、人、邪立体思维。天气未变之前，为何人的身体就有反应？戊戌年，我多用运气方麦门冬汤、静顺汤，对此体会颇深。一位同事身患糖尿病、便秘，服用麦门冬汤后，血压降了，便秘也好了，连口腔溃疡都好了。另一位患者尿血，服用静顺汤也被治愈。今年遇一患者，身痒、恶心、口干渴，凌晨2点多不得入眠，处以运气方敷和汤而愈。

顾植山点评：当达到天人合一状态时，百病皆治。有时"三高"患者，一个麦门冬汤即可解决。但前提是对上运气，对上了运气，什么病都可以治。因为调的是天人关系，完全不受病症及中西医分科之影响。

（四）探索天人合一大健康之路

天津市武清区中医医院王文华：作为中医硕士，我刚参加工作时，在心内科门诊，面对患者，常有无力、无奈之感慨。因为中医只能起到缓解之作用，似乎对心脏病无能为力。因此心里有一个大大的问号：自己是在治病还是在对付？

2010年，离开心内科，进入治未病科。对患者进行生活方式管理。2017年农历正月十五正式跟师学习。我现在一年接治患者2734人次，复诊患者大都是口碑患者。去年冬天，收诊流感患者89例，应用神术汤加减治疗，有效率90%以上。

我的体会是：多跟师，从本质上理解《黄帝内经》，理解开阖枢，紧跟运气变化，才能真正树立大健康观念。

顾植山点评：何为未病？如果认为是预防疾病，这还是在围着疾病转。治未病，应该是不以治病为目的的调理。光看书听讲是不行的，必须跟诊临床。

（五）学了五运六气不再迷茫

北京市密云区中医医院副院长陈光：五运六气学说的应用，彻底颠覆了我以往对中医的认知。2018年，对重度失眠患者，我用麦门冬汤往往两剂就好。有一个患者用了黄连茯苓汤，居然连睡了24小时。顾老师推荐的2018年底治流感的专方神术散，因为疗效好，常常半天就可以退烧，在全院推广使用，年前治疗了845人，今年上半年又治疗666人。

（六）临床思维变化很大

北京市房山区中医医院副院长张红：自从跟师后，学会了五运六气辨证，临床思维变化很大。一位心衰患者，痔疮出血，住进了ICU病房，我用麦门冬汤治愈；一位干燥综合征患者，也是用麦门冬汤治愈；一位患者患痛经，同时腹痛，左寸关脉沉细，用静顺汤合乌梅丸治愈。

我们现在已开始对H型高血压的相关研究，主要是研究应用五运六气进行早期预防。

（七）用运气方原方出奇效

北京市宣武中医医院副院长李淑兰：有一个女患者，面部痤疮20年，初中起就有鼻炎，形体肥胖。我开始用半夏白术天麻汤加减，患者病情反复，时好时坏，效果不理想。后处以司天麦门冬汤，现在全好了。

我的体会是：用运气方原方出奇效。它不是增效剂，而是唯一的。由于用了五运六气，我在治疗重症患者方面，可以做纯中医的治疗，而不再是仅仅定位在西医的协同辅助的作用。中医在危重症治疗方面,可以做到与西医并驾齐驱。

顾植山点评:《黄帝内经》说:"必先岁气,无伐天和。"从"岁气"入手,是"借天之力"的治病思路。

(八)学了五运六气信心越来越足

中国中医科学院望京医院焦强:2019年1月24日我接诊了一例脑出血病例,这在以前是不敢想象的。我处以运气方正阳汤合审平汤,服用2天后再做脑部CT检查显示,水肿已消。出院时,又给予麦门冬汤合黄连茯苓汤巩固。

顾植山点评:中医治危重症大有可为。

(九)运气方治眼病分外灵

中国中医科学院眼科医院张丽霞:我在2018年1月拜师,顾老师是我的引路人。学了五运六气,懂得了三虚致病、三阴三阳开阖枢。一开始,我用乌梅丸作敲门砖,治好了患者的青光眼,后来用静顺汤治好结膜炎,现在又用麦门冬汤治好了黄斑病。

顾植山点评:运气方的重要原理,是摆脱以疾病为中心,不去管病,不去治病,抓的是天人关系,调整天人关系。在大健康的状态下,自然就不会生病。天就是一个动态的自然节律,你顺应了它就达到了天人合一。

陶国水:邃密深沉长学问,医风开宗树新人

无锡市龙砂医学流派研究院副院长陶国水,已追随顾植山教授从学问道二十载。

"旧学商量加邃密,新知培养转深沉"。顾植山曾手书朱熹的诗句赠给陶国水。陶国水说,这既是顾先生对自己的教导,也是先生大半生治学生涯的写照。

顾先生对旧学新知恒于用功,勤于实践,精于治学,终成学问大家。将已经沦为绝学的五运六气发扬光大,可谓开宗立派;传承弟子近千人,倾囊相授,诲人不倦,可谓树一代新风。先生沉潜于中医五运六气研究半个多世纪,年逾古稀,仍在临床、科研一线从事课题研究、门诊带教、讲学,奔走于全国各地,忘我地投身于振兴中医的事业之中。他的精神状态,他的精力之旺盛,记忆力之惊人,思维之敏捷,有时连年轻人都跟不上他的节奏。

新冠肺炎疫情发生后,从大年初一开始,无锡龙砂医学流派研究院便在顾植

山指导下着手拟定无锡市新冠肺炎感染者的中医诊疗方案，并于1月27日制订了《新型冠状病毒感染的中医药预防及治疗方案（试行第一版）》。1月29日，无锡市中医药管理局组织成立市级中医会诊专家组进驻市传染病医院，开始中西医结合会诊，陶国水担任副组长。遵循因地、因人、因时的"三因制宜"原则，充分发挥龙砂医派学术特色，实现中医药全方位、多角度、立体化参与抗疫，在改善患者肌肉酸痛、发热、咳嗽、口干、乏力、纳差、腹泻等临床症状以及危重症患者协同救治方面，均获确切疗效。抗击新冠肺炎疫情期间，顾植山异常忙碌，通过网络、微信、电话，指导全国各地奋战在抗击新冠肺炎疫情一线的弟子们会诊，不分昼夜，有时一天只能休息两三个小时。

陶国水是2000年成为顾植山的学生的。当时安徽中医学院进行中医教改，实行学生导师进宿舍，根据学校安排顾老师担任宿舍导师。从那时起，陶国水便一直追随先生学习，临床侍诊抄方，一起编书，一起撰文。"从顾老师那里，我不仅学到了丰富的中医学知识与临床技能，还学到了许多做学问的良好习惯，一是细心，二是善思，三是勤于笔耕。"陶国水说。

陶国水第一次去顾植山家，当时顾植山还住在针灸医院里一排筒子楼改造的房子里。陶国水惊讶于老师住所的简朴，但更惊讶于老师书房之大，放满了一排排的书柜，中医古籍、各种经史子集与工具书，应有尽有。顾老师当时在学校教授"中医文献学"课程，他本人就是这本教材的主编。

"顾老师当时在学校是公认的大学问家，然而他研究的五运六气却是曲高和寡。"陶国水回忆，很少有老师愿意在这方面下功夫，更有甚者认为这是玄学和封建迷信，对此避之唯恐不及。在这样的大环境下，申报课题立项等都是奢望。但顾老师对此门学问的价值深信不疑，坚持结合实际气候变化对运气学说进行研究、验证，日复一日，年复一年。顾老师既是坚守者，又是攀登者；既是拓荒者，又是播种者。虽然心底难免有一种"自得其乐"的无奈，但更多的是屈原那种坚忍不拔：亦余心之所善兮，虽九死其犹未悔。

陶国水跟师之初，顾植山就告诉他，学习中医一定要早临床，这样才会有体会，纸上得来终觉浅，把书本知识学活的唯一途径是运用。那时候顾植山每周二、周四上午在安徽中医学院国医堂门诊部出诊，周六上午在安徽中医学院第二附属医院出门诊。一般没有课时，陶国水都会去侍诊抄方，尤其是周六上午的门诊，一直坚持去。当然，下班后陶国水一般情况下都会在老师家蹭中饭，许多时候是连晚饭也蹭了才回学校，这时候顾老师连陶国水坐公交车的零钱都会给他准备好。

病例分析是顾植山长期坚持的一项工作，也是他的绝活。每天午休之后，顾老师便开始针对上午应诊的病例进行讲解，每一病例都详细加以阐述病机，剖析理法方药和用药特色。对那些别具匠心的用药之处，是如何借鉴先圣近贤的，"辨章学术，考镜源流"，无不详审。

"顾老师为我拟订了一个长时段的读书计划，比如说，这个礼拜读《绛雪园古方选注》，下个月读《柳选四家医案》，等等。"陶国水说，我看书时，顾老师便在一旁备课，准备给本科生和研究生讲课的讲稿，遇到问题可以随时发问，可以及时得到解决。先生的讲稿准备充分，阐述古代医家对某一问题的发展源流，条理分明，清晰如画；紧扣有关学者研究的最新动态，有的放矢，一箭没羽。

"顾老师平时言语不多，但他把学生都当作自己的孩子对待，每逢节假日顾老师都会嘱咐师母为我们加餐，师兄师弟，每每济济一堂，以茶代酒，交流学习心得与体会，畅谈中医药发展的现状与前途。顾老师还经常拟定一个题目或病案组织我们进行讨论，气氛热烈，然后顾老师逐个进行点评。"陶国水说到这里，让人不由想起《论语》"子路、曾皙、冉有、公西华侍坐"中孔子与弟子们畅谈人生的场景。

2017年，无锡市龙砂医学流派研究所为顾植山举办了从医50年学术研讨会。陶国水在发言中谈了自己跟师最大的收获，是学到了四个方面：一是治学严谨，一丝不苟；二是精研经典，旁及众家；三是索隐钩沉，稽古鉴今；四是事贵坚守，恒勤则精。

"不拜顾师，不知自己之幸运；不拜顾师，不知医界之高标"，陶国水发自肺腑地说，每每想起顾老师他们老一辈中医人的付出与贡献，我们就深感责任的重大。"新竹高于旧竹枝，全凭老干为扶持。明年再有新生者，十丈龙孙绕凤池。"现在有顾老师的引领，五运六气和龙砂医派的传承已经进入崭新的境界。